健康ライブラリー　イラスト版

過敏性腸症候群（IBS）

くり返す腹痛・下痢・便秘から脱出するには

国立病院機構久里浜医療センター
内視鏡部長
水上　健

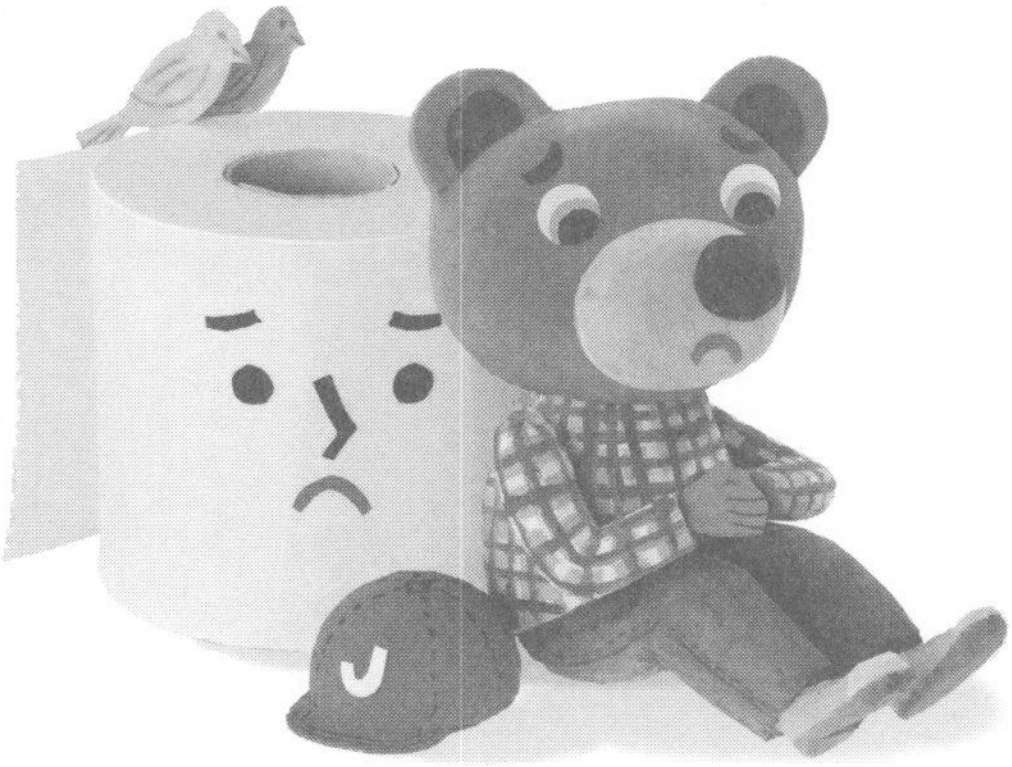

講談社

まえがき

過敏性腸症候群（ＩＢＳ）と聞くと「よくならない」「よくわからない」こわい病気というイメージを抱く方が多いと思います。

ＩＢＳにはまったく異なる四つの「原因」となる体質があります。「よくならない」のは、その原因が「よくわからない」ままＩＢＳという「病名」に対して画一的な治療がおこなわれるからです。

私がＩＢＳに興味をもったのは、自身が思春期から心療内科疾患に悩まされていたのもありますが、大腸内視鏡の新しい検査法を開発したとき、私に壁として立ちふさがったのがＩＢＳ患者さんの大腸だったからです。

ＩＢＳ患者さんの大腸内視鏡検査は難しく、かつ、ご本人は苦痛が強いことが知られています。私は痛みのない無麻酔大腸検査法「浸水法」を開発しましたが、その過程で「ねじれ腸、落下腸」と緊張で起きる「腸管運動異常」が検査を難しくし、ＩＢＳの原因でもあることをつきとめました。

ちなみに、「ねじれ腸、落下腸」に対してテレビ番組でマッサージを公開する機会があったのですが、このマッサージはものすごい反響で、驚くべきことに「ねじれ腸、落下腸」の患者さんが一時的に減ったほどです。

緊張で起きる腸管運動異常は、「電車に乗ると各駅下車、試験や会議は中座」のほぼ全員でみられます。認知療法がとても有効で、よい薬もあります。

この二つで解決したと思ったＩＢＳですが、じつはほかに食事関連の二つの原因がありました。胆汁と消化不良です。本書で解決法をくわしく説明します。

これら四つの「原因」はかぶることがありますが、それぞれの解決は難しくありません。ただ、いずれも体質ですので、一生無理なくつきあう方法を知り、実践する必要があります。

この本でご自身のＩＢＳの「原因」となる体質を知って、健康な日々をとり戻しましょう！

久里浜医療センター 内視鏡部長
水上 健

過敏性腸症候群（IBS）

—くり返す腹痛・下痢・便秘から脱出するには—

もくじ

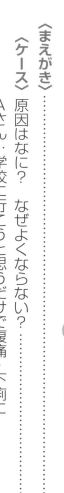

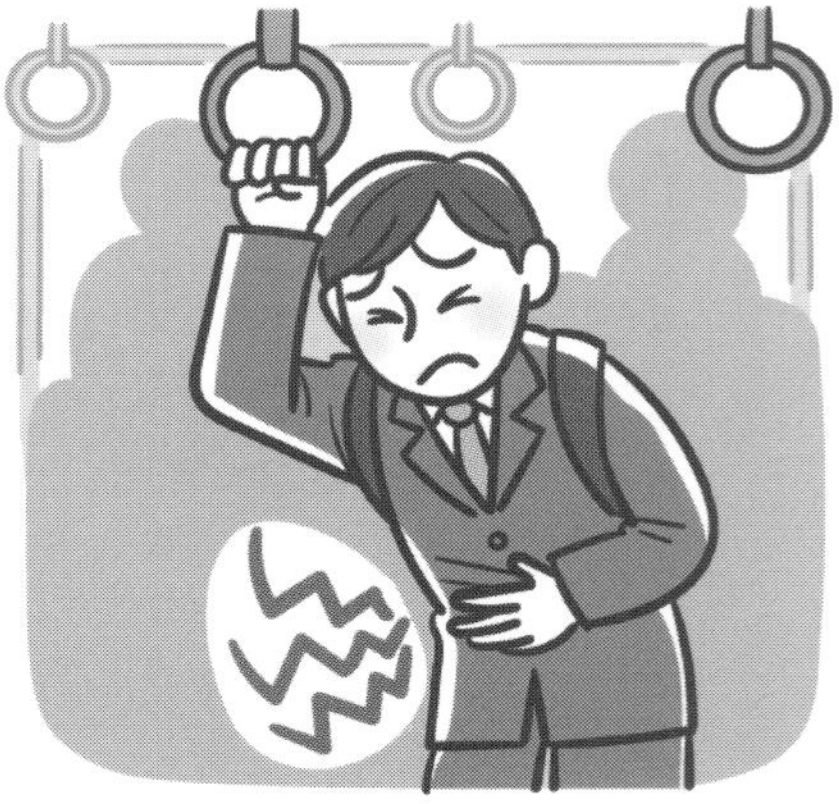

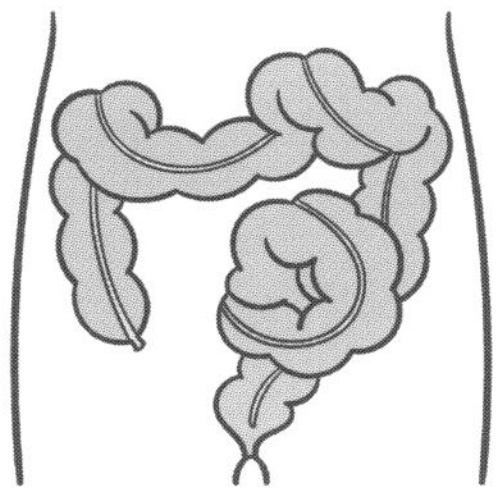

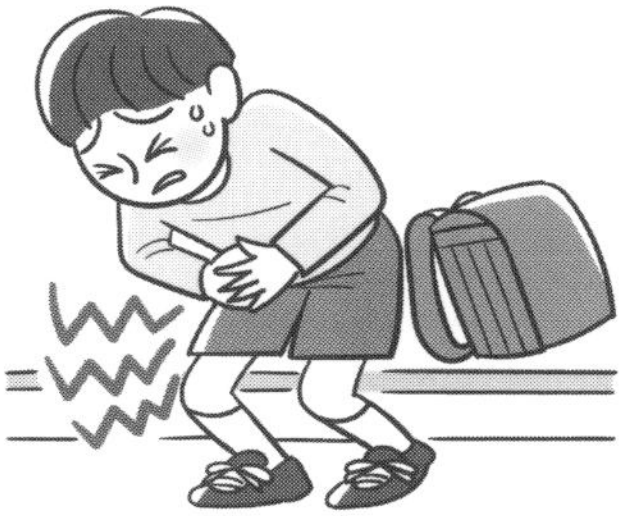

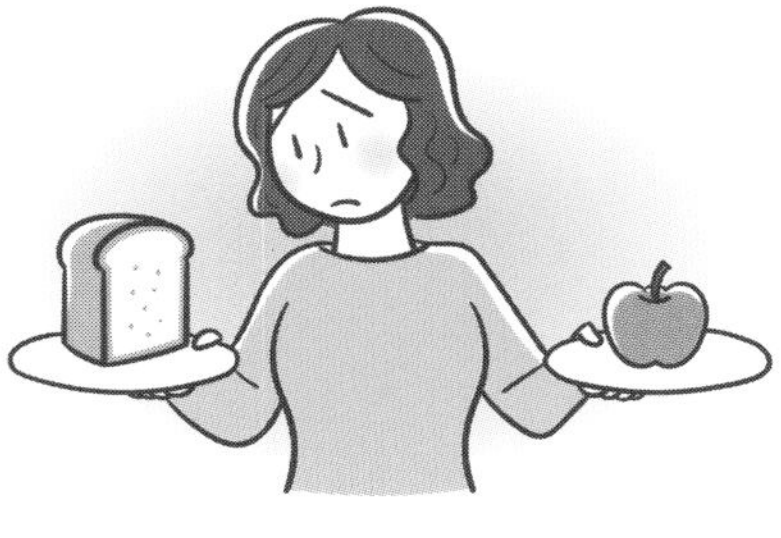

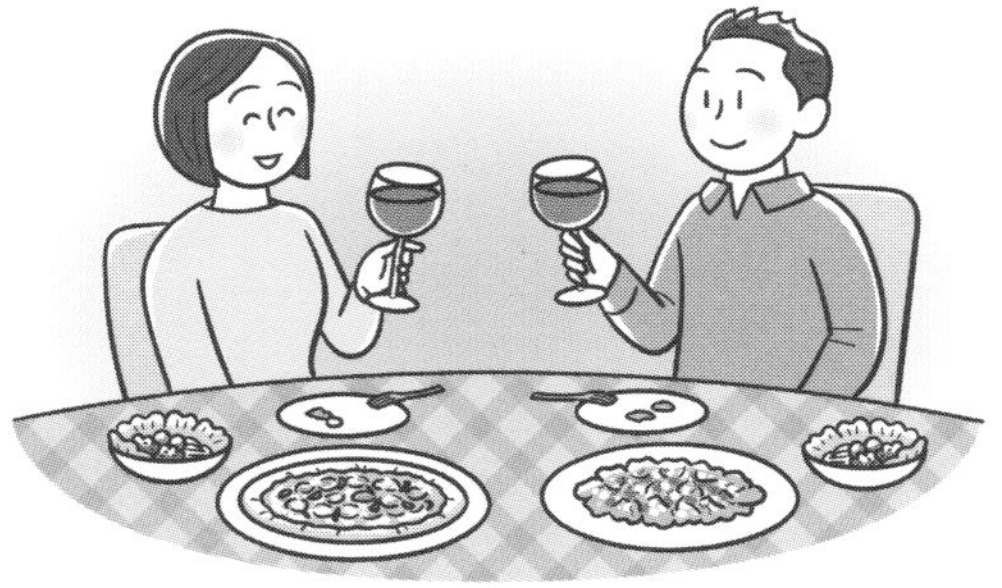

原因はなに？　なぜよくならない？

Aさん　学校に行こうと思うだけで腹痛・下痢に

Aさん

男性、高校２年生、野球部。小学校高学年のころから、緊張すると下痢しやすい体質だった

野球の試合で

Ａさんは高校の部活で野球部に所属しています。あるとき、大事な野球の試合でバッターボックスに立ったら、急におなかが痛くなってきました。

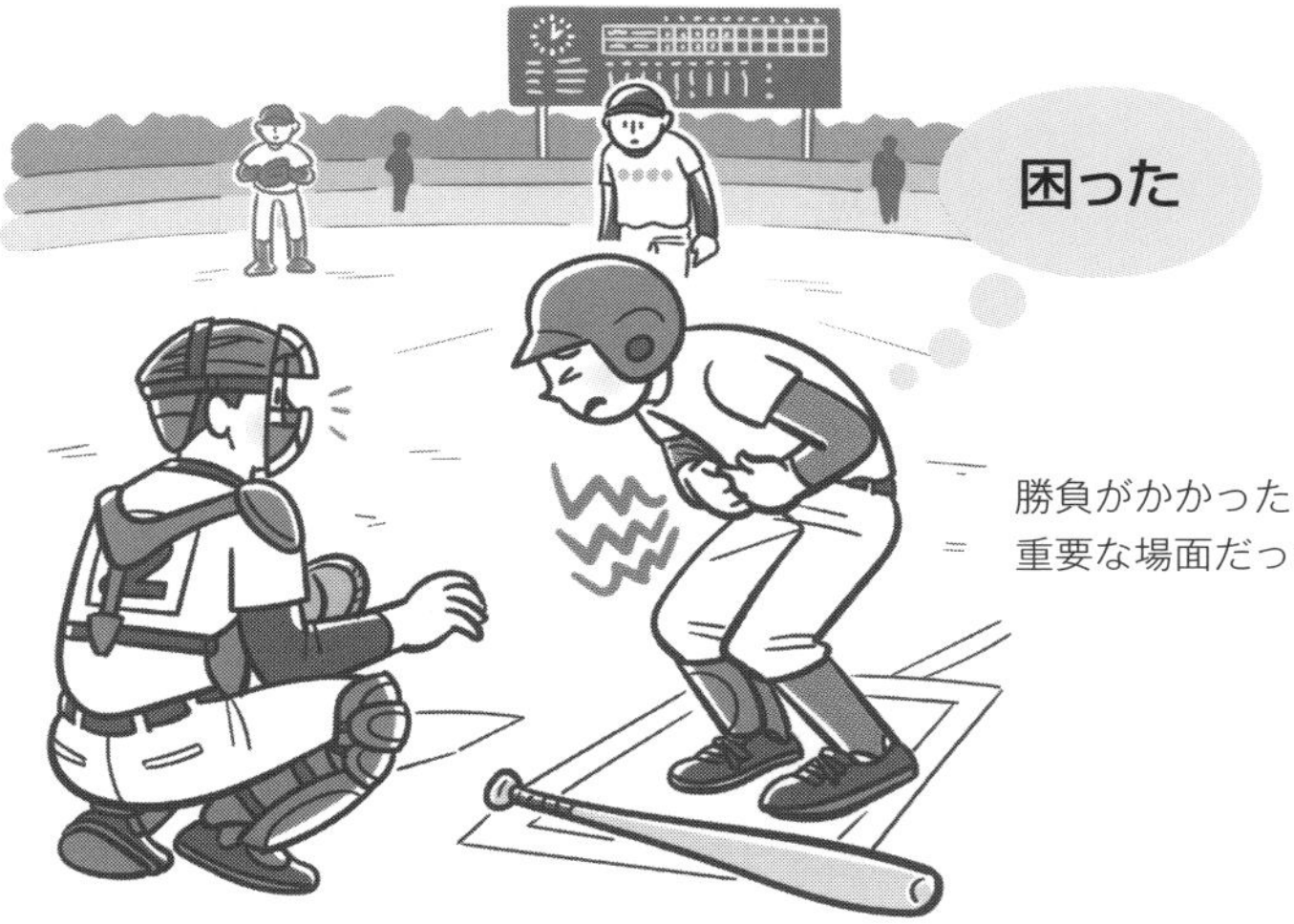
困った
勝負がかかった
重要な場面だった

監督からは

腹痛から下痢も起こったので、Ａさんはやむなく試合を離れることに。監督は「体のことだからしかたがないよ」と言ってくれたのですが、Ａさんは責任を感じてしまいました。

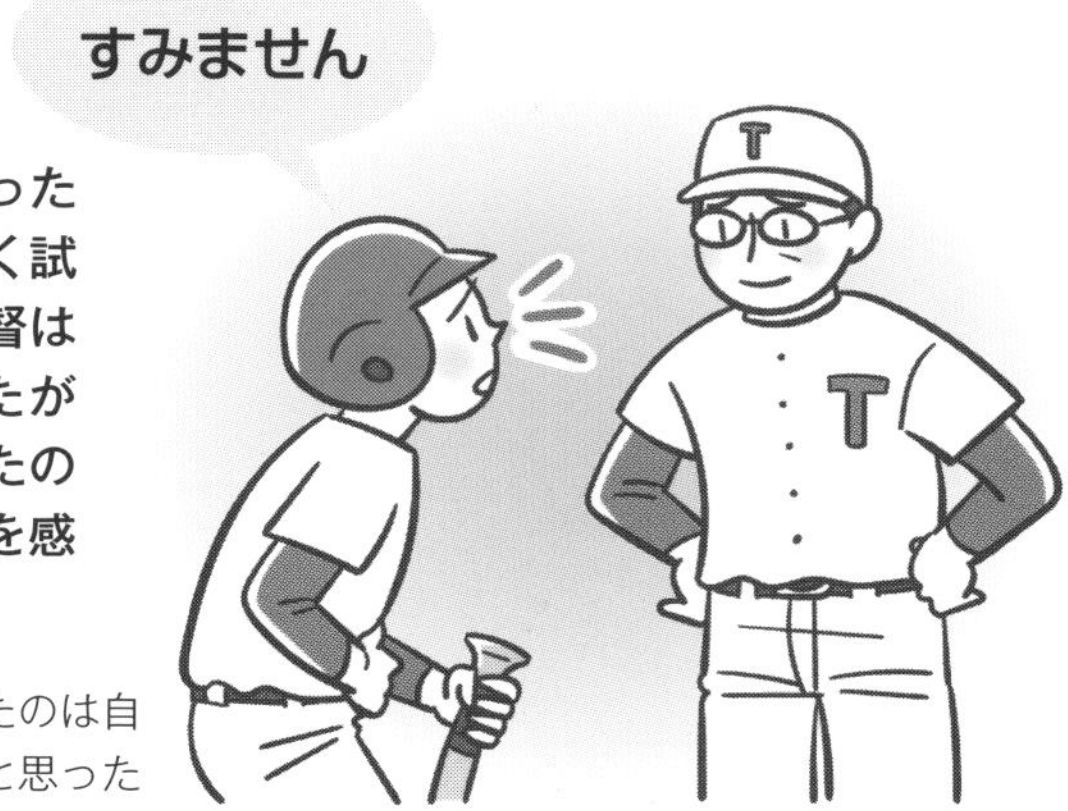
すみません
T
T
試合で負けたのは自
分のせいだと思った

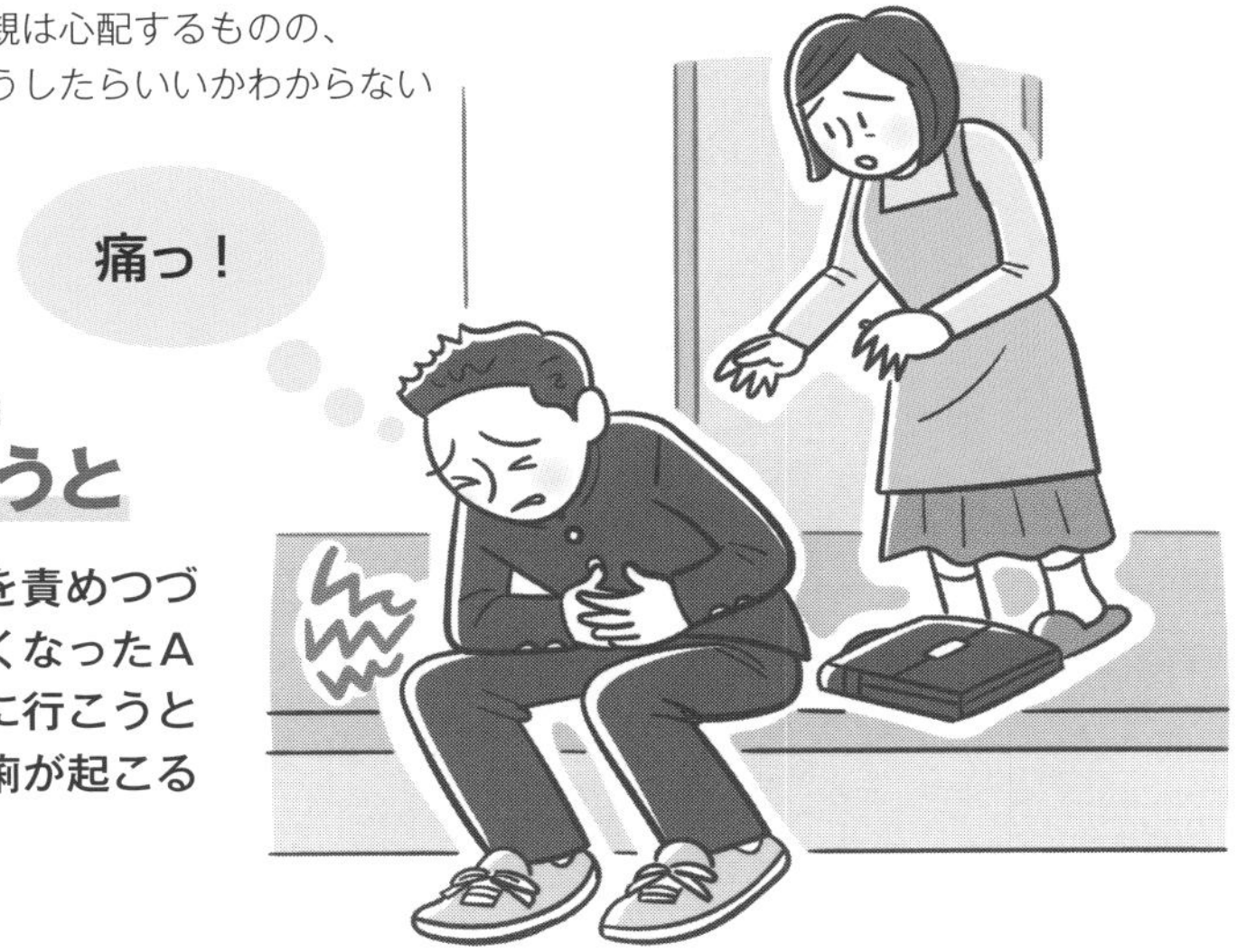
母親は心配するものの、
どうしたらいいかわからない
痛っ！

学校に行こうと思うと

その日から、自分を責めつづけ、部活に出られなくなったAさん。最近は、学校に行こうと思うだけで腹痛と下痢が起こるようになったのです。

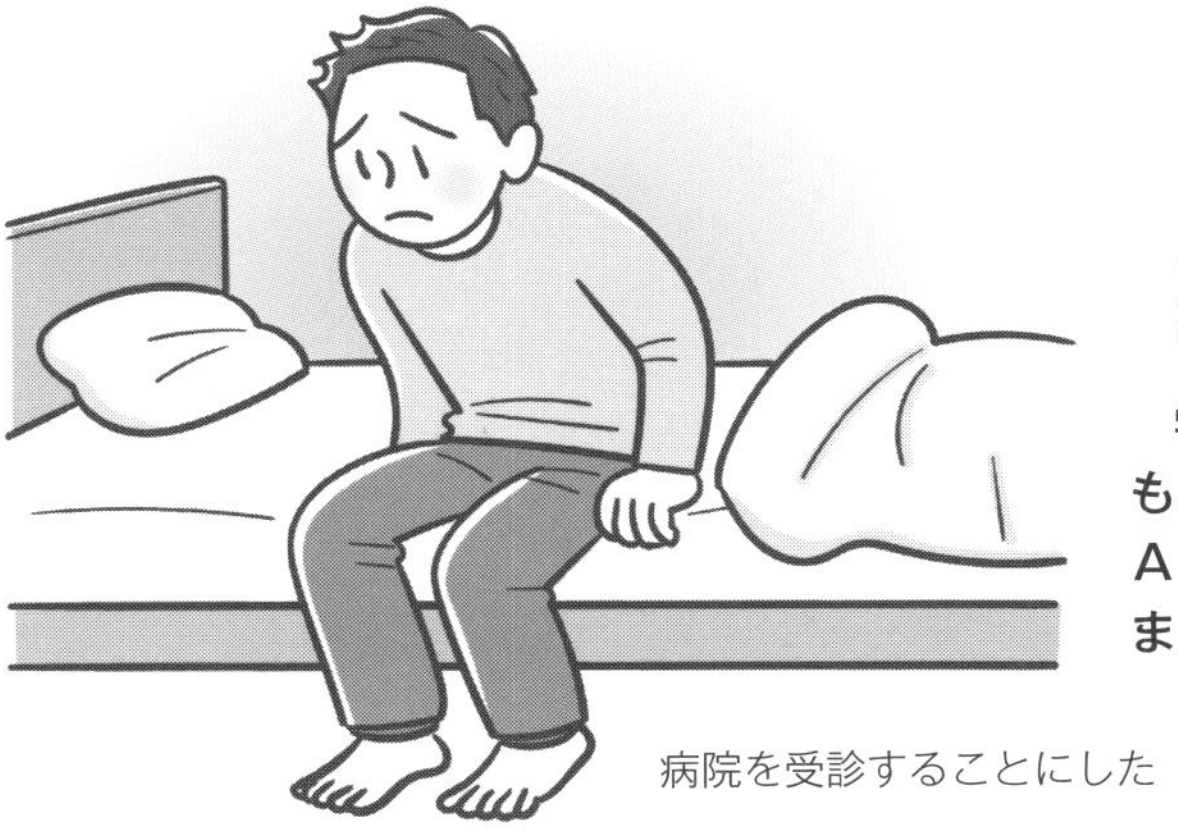
病院を受診することにした

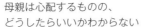

不登校になり

学校を休むと腹痛も下痢もおさまります。そのためAさんは不登校になってしまいました。

緊張したことが原因だったのか？

Bさん

ひどい腹痛で休んだら、かえって悪化

Bさん

女性、中学3年生。高校受験のためにバスケットボール部を引退した

部活をやめて

Bさんは中学校でバスケ部に所属して、がんばっていました。3年生になり、高校受験のために引退することになりました。

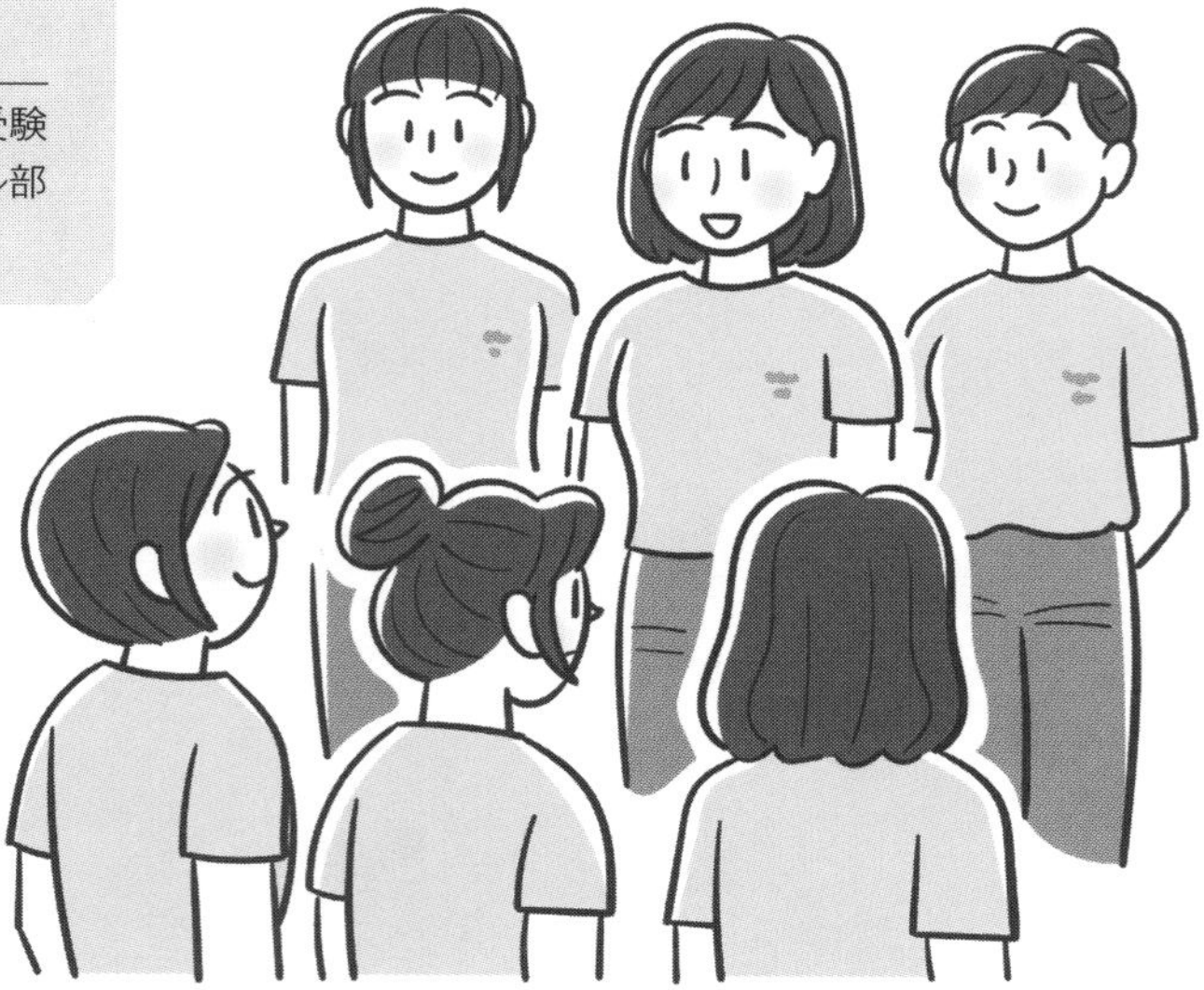

1、2年生の前で、引退のあいさつをした

便秘による腹痛が

それから間もなく、Bさんは便が出にくくなり腹痛を起こすようになってきました。数時間トイレから出られないことも、たびたびでした。

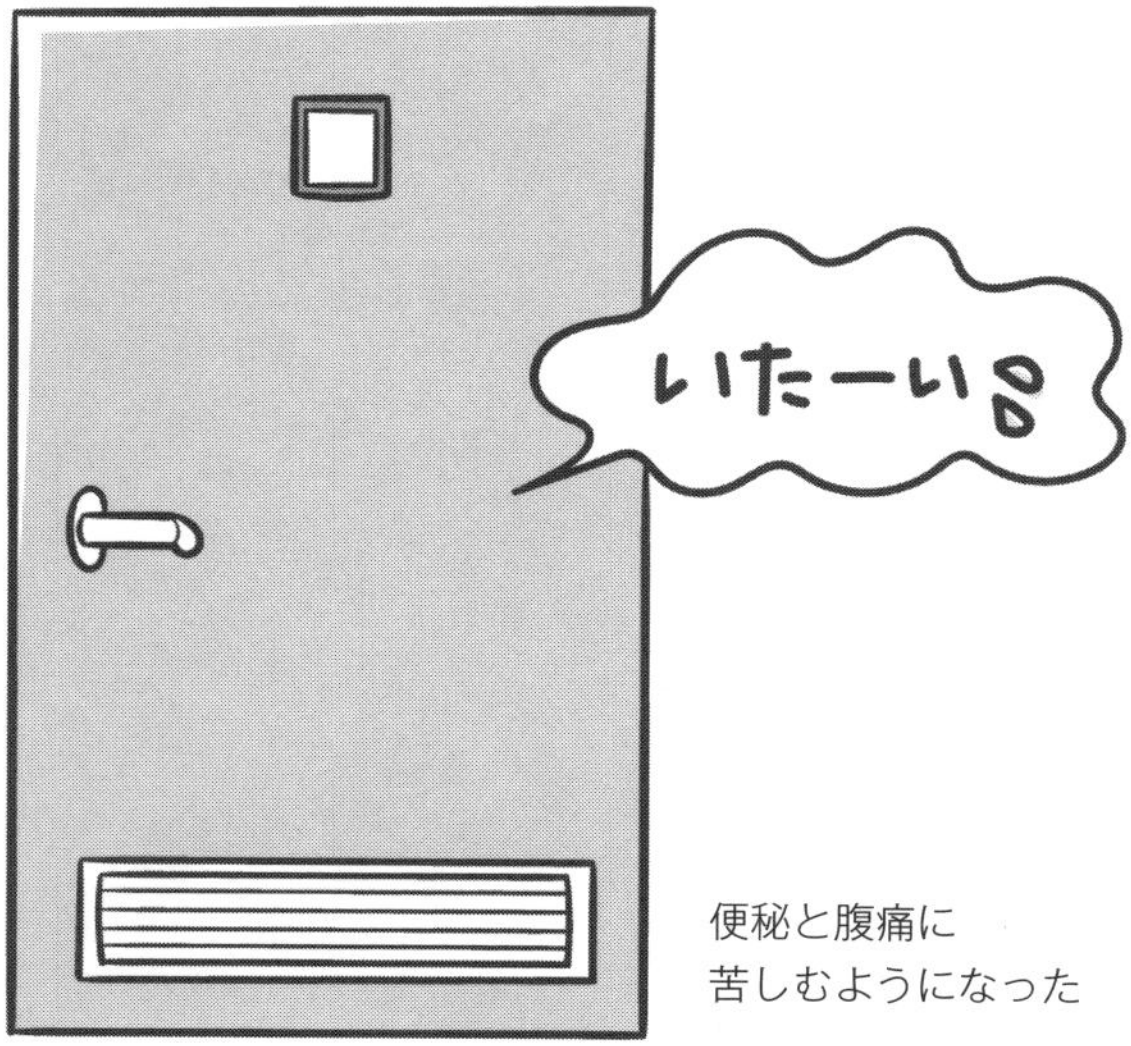

便秘と腹痛に
苦しむようになった

学校を休んだら

腹痛のため学校を休んで寝ていてもよくなりません。むしろ腹痛はひどくなり、便秘だけでなく下痢も起こるようになりました。

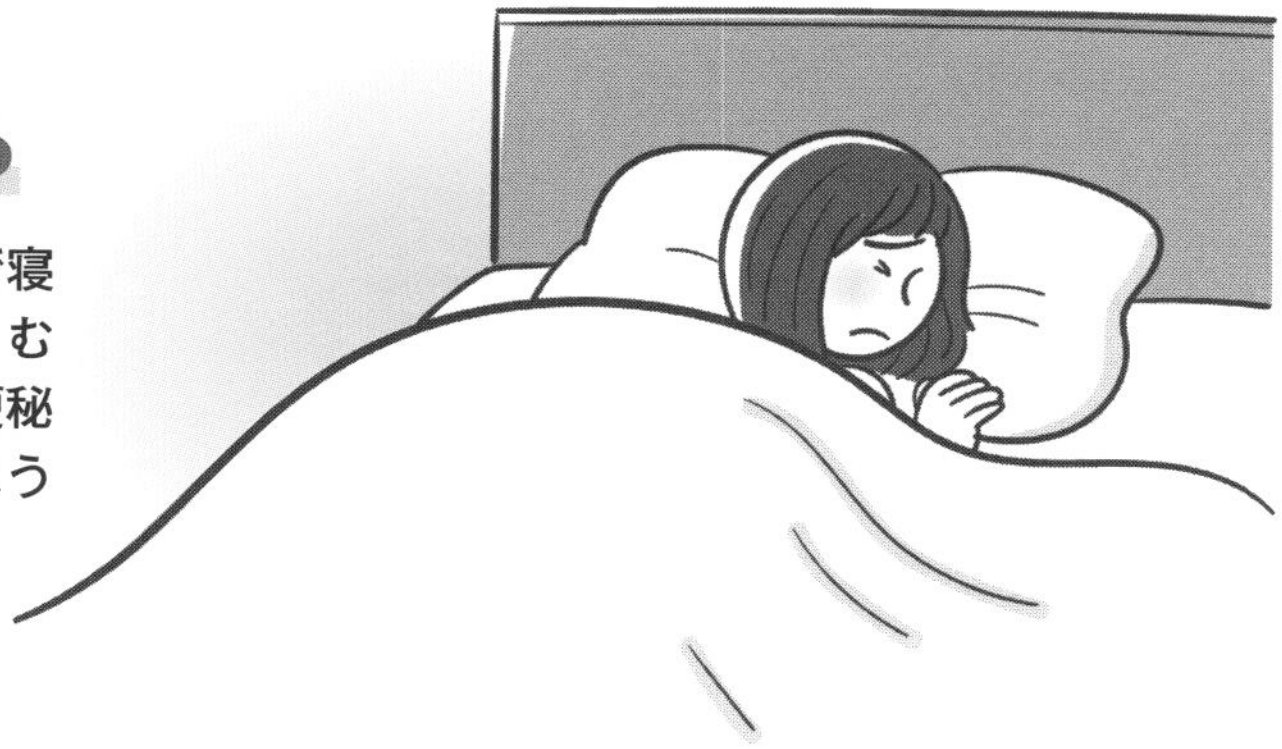

症状が悪化し寝込む毎日。
復学のめどが立たなくなった

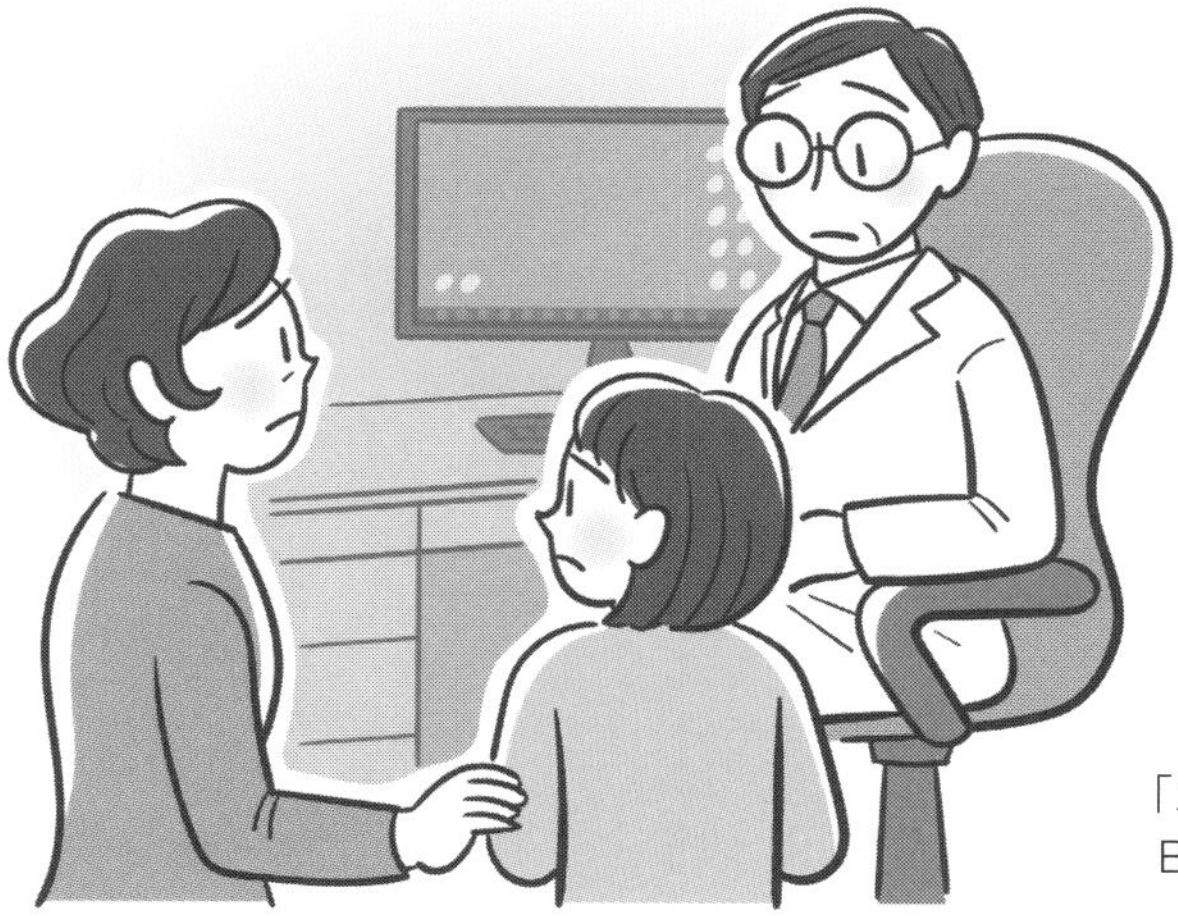

受診したのに

クリニックや病院を受診し、大腸内視鏡検査を受けました。薬を飲んでいますが、おなかの具合はよくなりません。

「ストレスですね」という説明に、
Bさんも母親もあまり納得できなかった

部活をやめたこととなにか関係しているのか？

Cさん

食べると下痢をするので外食ができない

Cさん

女性、40代。もともと下痢しやすいほうだった。食事療法をしたら、体重が減ってしまった

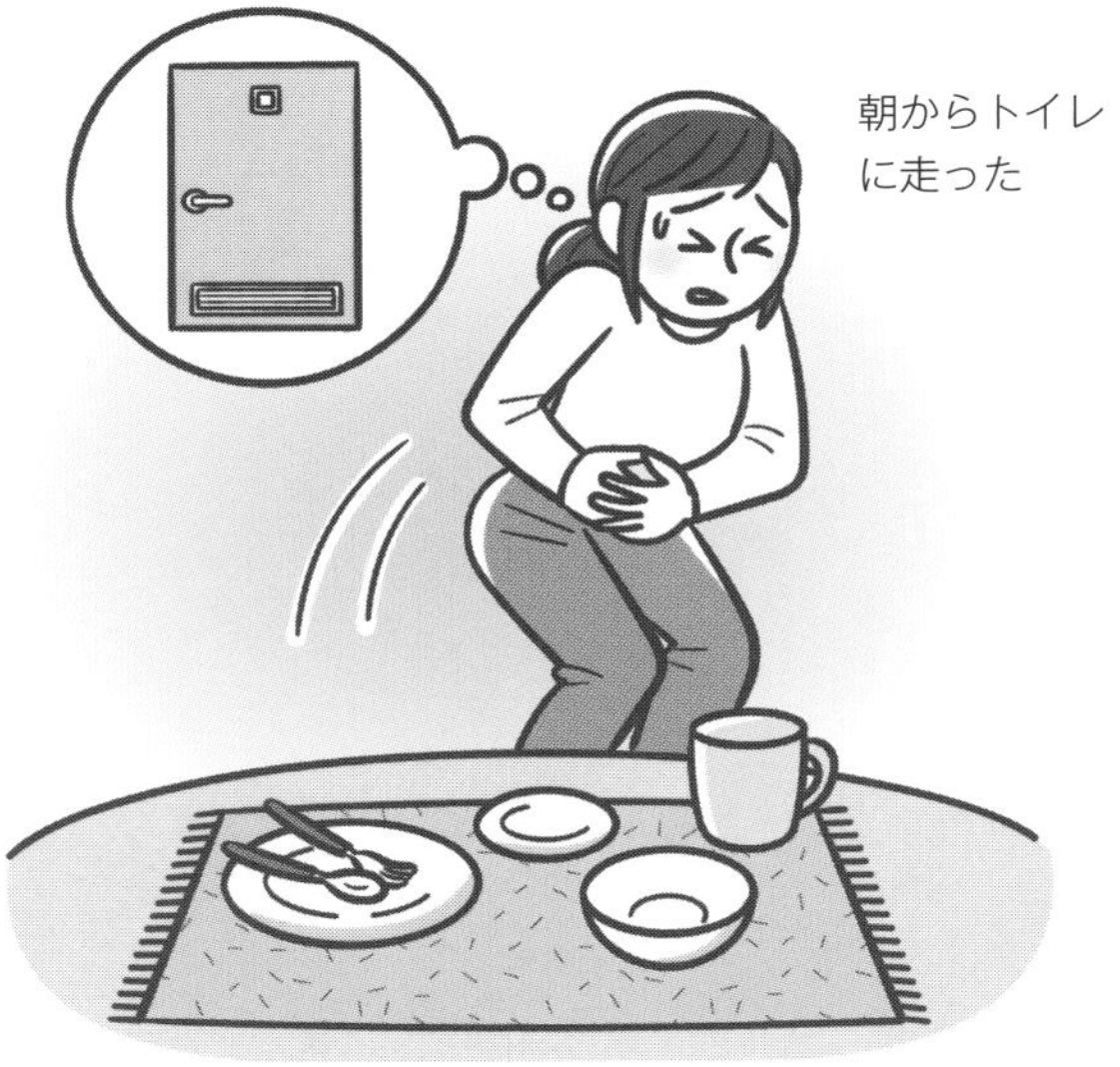
朝からトイレに走った

朝食をとると

10代のころには、すでに食後に下痢しやすい体質でした。とくに朝食をとったあとはてきめんでした。

昼食をとると

20代後半から、朝食後のみならず昼食後にも下痢をするようになってしまいました。

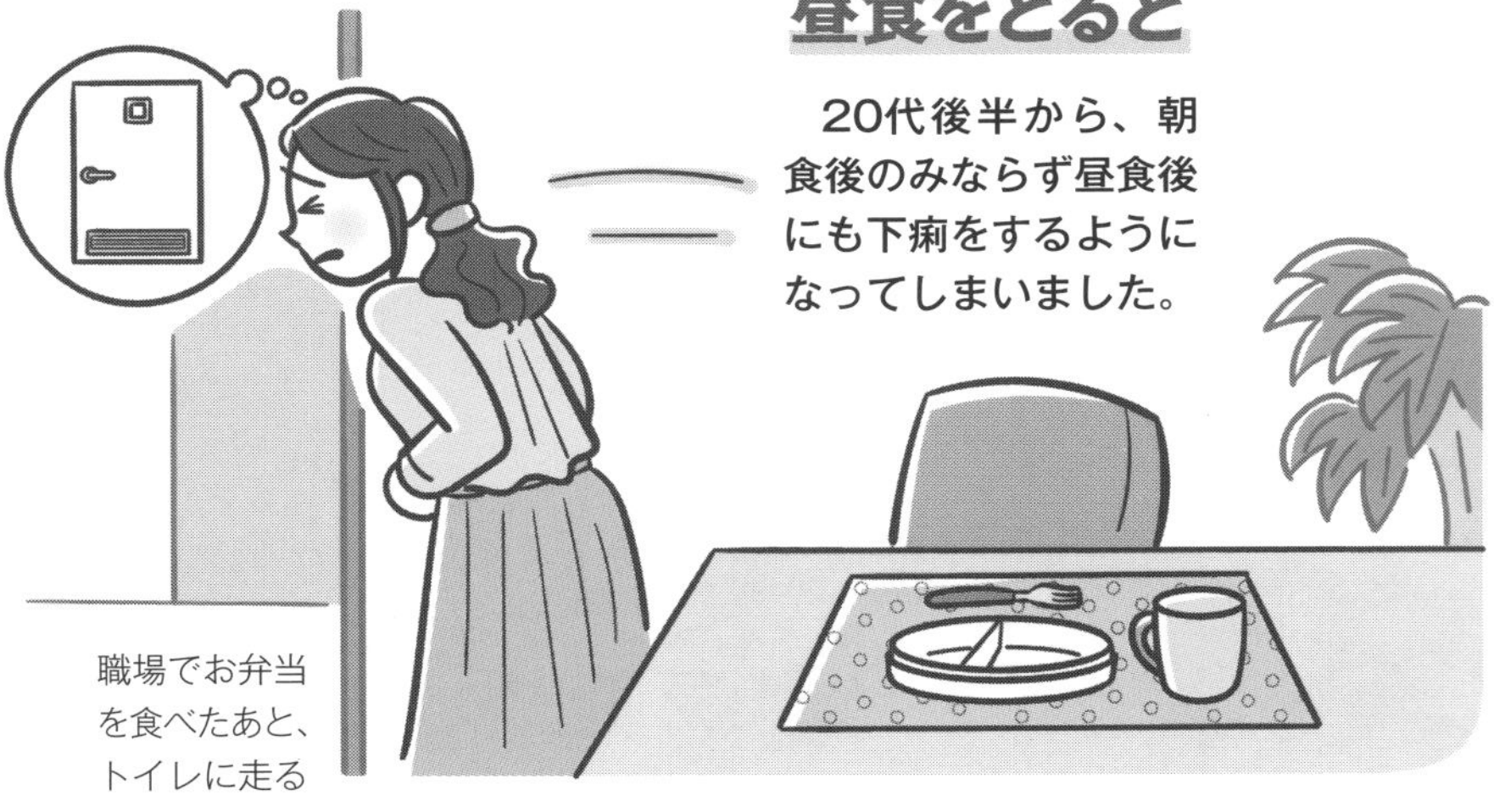
職場でお弁当を食べたあと、トイレに走る

家族と外食ができず

ひどい下痢のために、家族とも外食できなくなり、旅行や出張もできなくなりました。病院で内視鏡やＣＴなどさまざまな検査をしても、異常は指摘されませんでした。

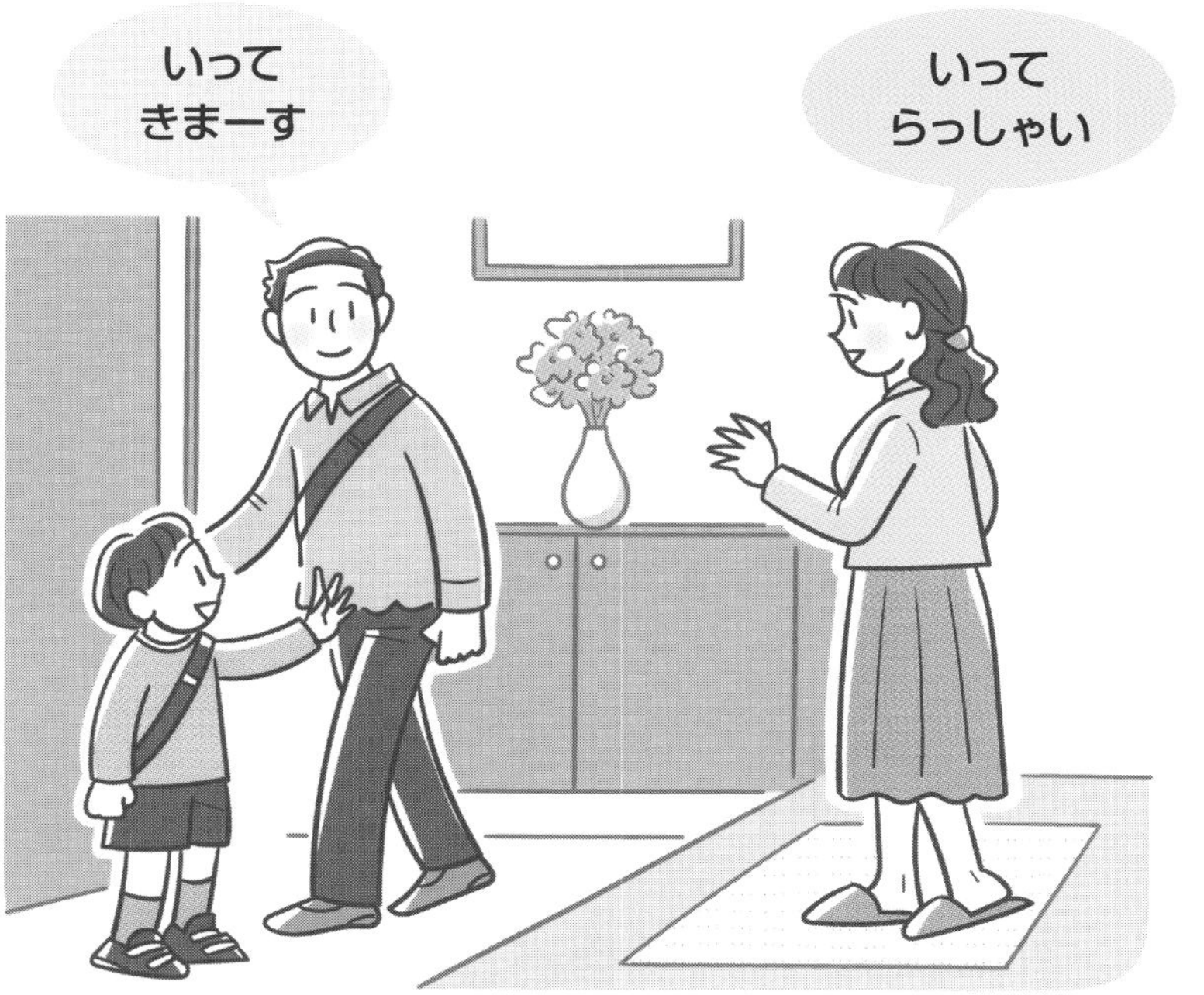

過敏性腸症候群の薬や下痢止めの薬を処方されたが、よくならない。外食時にはいつも留守番

下痢がこわくてなにも食べられない

体重が激減

自己判断で「ＦＯＤＭ《フォドマ》ＡＰ《ップ》（発酵性糖質）の制限（→Ｐ70）」をしました。しかし下痢症状は改善せず、体重が半年で10kgも減ってしまいました。

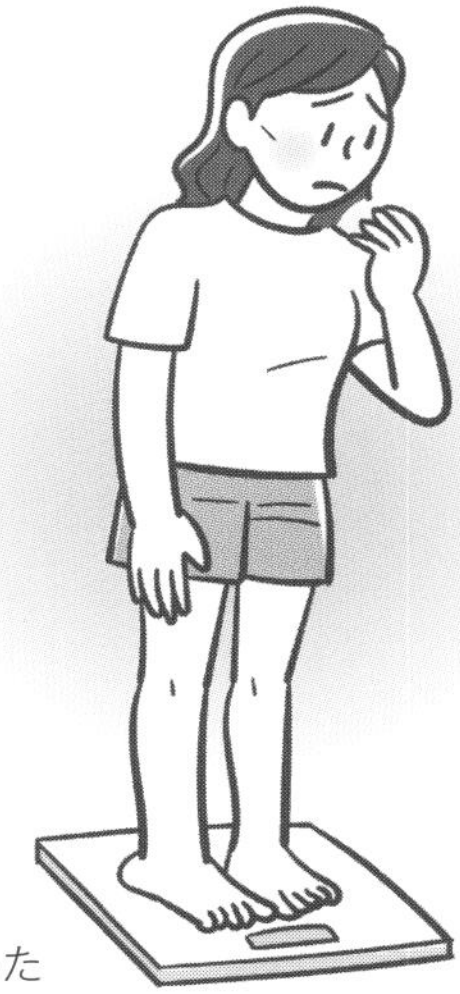

体重が減り、
元気もなくなった

Dさん おなかが張って苦しいうえに下痢も

Dさん

男性、20代。10年以上、腹部膨満症状と下痢に悩むが原因不明

食事をすると、
おなかが張って
苦しくなった

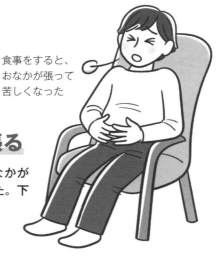

食後におなかが張る

10代から食事のあとにおなかが張って苦しい感じがありました。下痢をすることもありました。

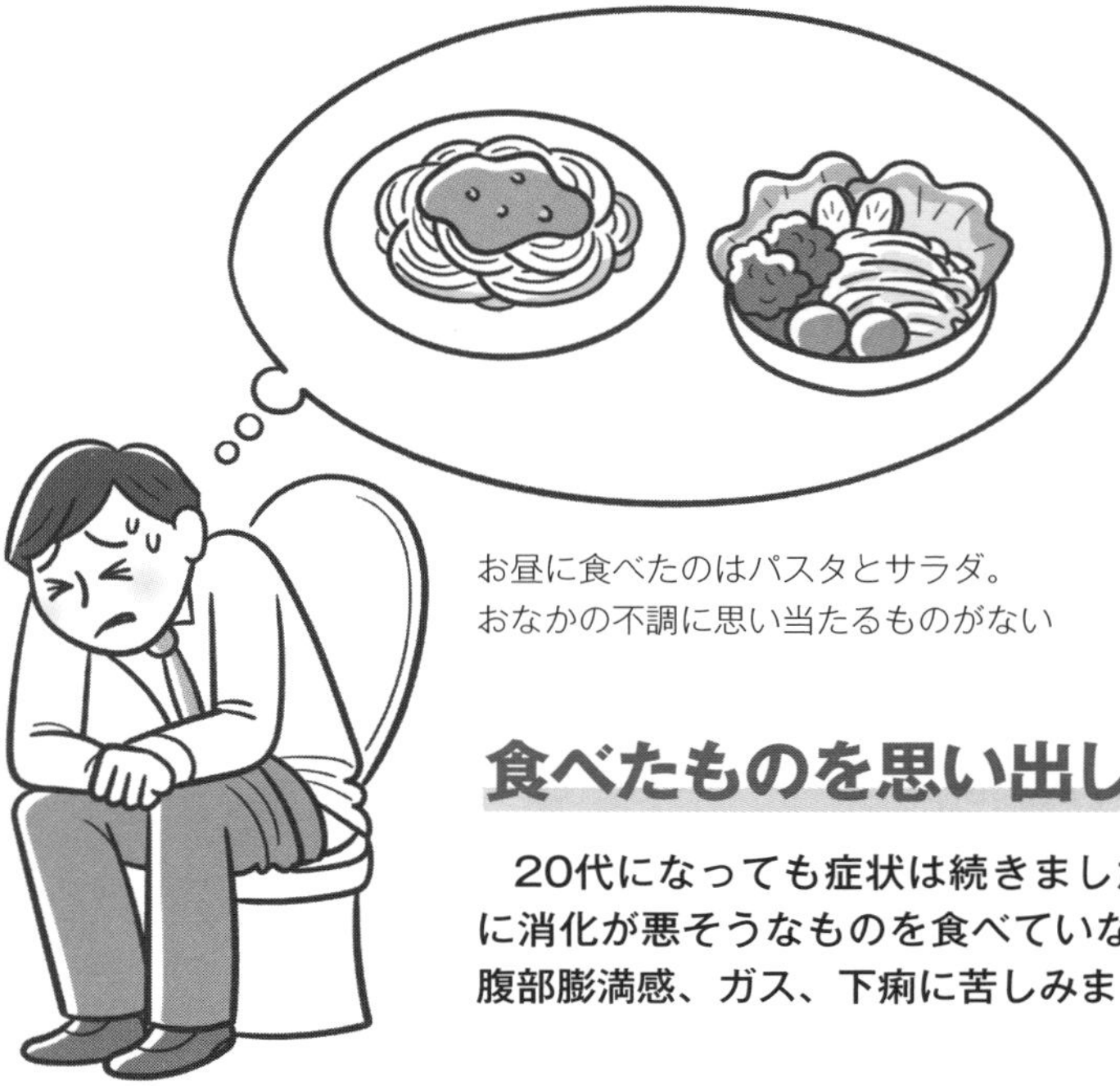
お昼に食べたのはパスタとサラダ。
おなかの不調に思い当たるものがない

食べたものを思い出しても

20代になっても症状は続きました。とくに消化が悪そうなものを食べていないのに、腹部膨満感、ガス、下痢に苦しみました。

下痢止めの薬を飲んでも

病院に行き、大腸の内視鏡検査やＣＴ検査を受けましたが、異常は見つかりません。下痢止めの薬が処方されました。

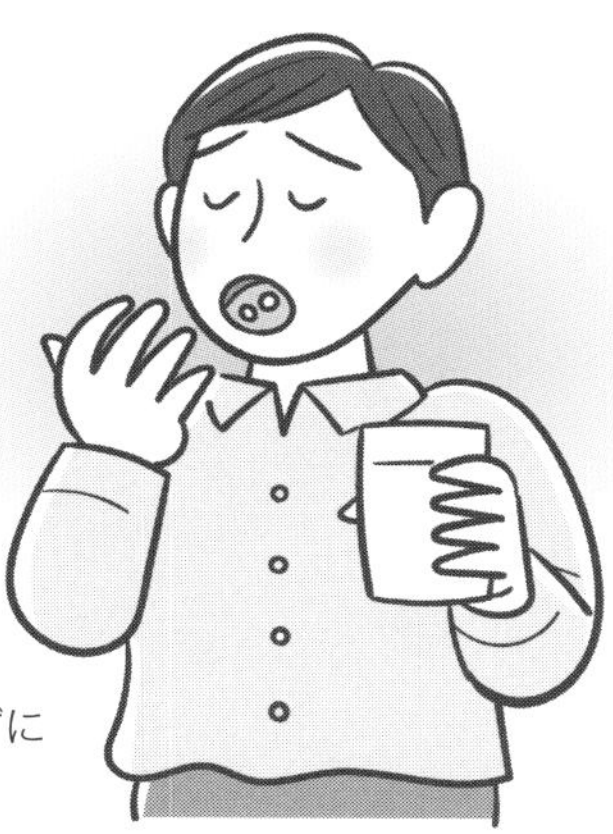

食後には忘れずに
薬を飲んだ

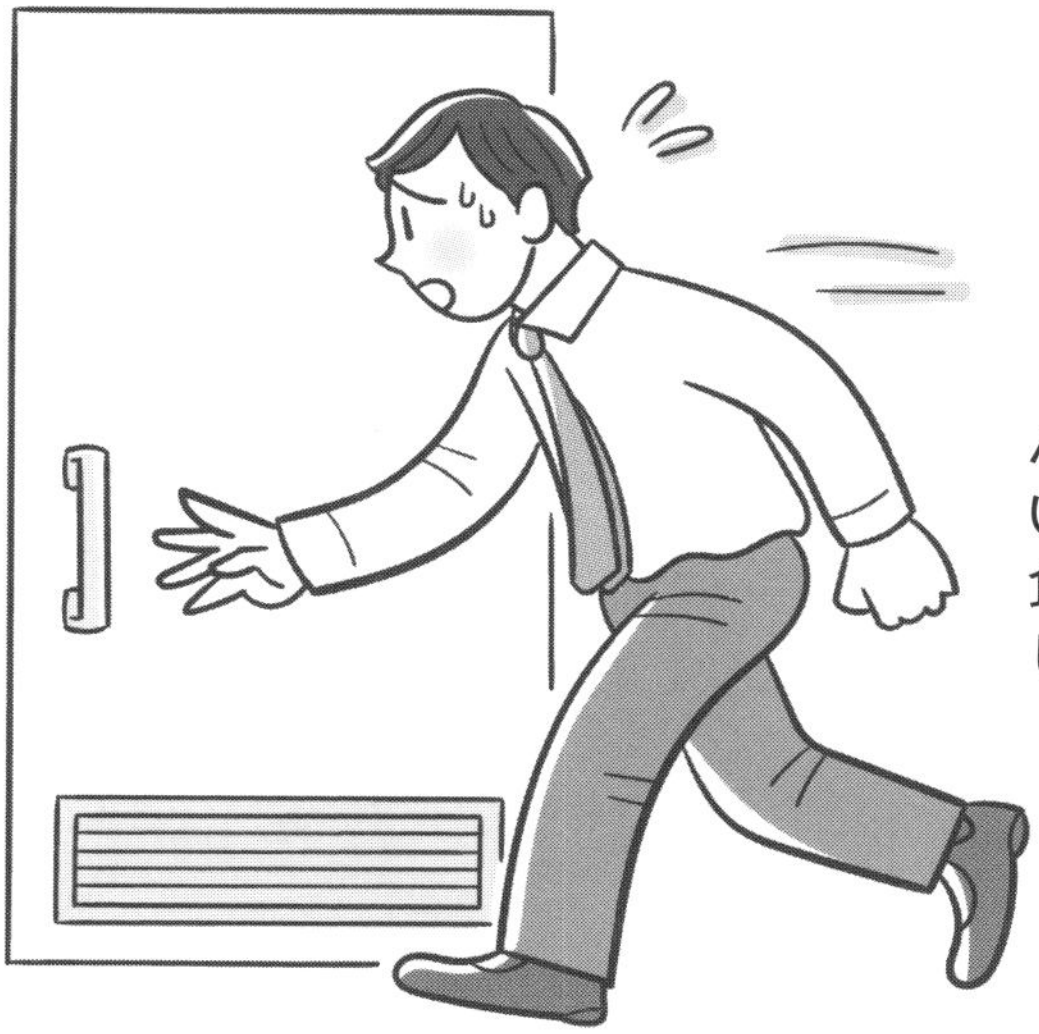

まったく改善しない

薬を飲んでも下痢は止まりません。おなかが張って苦しい感じもあいかわらず。自分ではパンや麺類を食べると具合が悪くなるようだと感じています。

食事をするとトイレに
かけこむ日が続く

この苦しさは食べるものと関係している?

4人は過敏性腸症候群だが、それぞれタイプが違う

Aさんは

ストレス型

「電車は各駅下車、試験や会議は中座」など、ストレスによって、おもに下痢を伴う腹痛を起こします。ストレス型には、まれに便秘を伴う人もいます。

➡P26

Bさんは

腸管形態型

腸の形に原因があり、運動不足がかかわっています。最初は便秘ですが、ひどくなると下痢をくり返すようになります。

➡P28

Cさんは

胆汁性下痢型

食事をすると胆のうから十二指腸に分泌される胆汁の成分である胆汁酸は体内下剤です。胆汁酸が多く大腸に届く体質の人がいます。食事内容にかかわらず食後に下痢になります。

➡P30

Dさんは

消化不良型

脂質やＦＯＤＭＡＰ《フォドマップ》（発酵性糖質）などの消化吸収能力の低下で、不消化物が発酵して下痢やガスの原因となるタイプです。便秘にはなりません。

➡P32

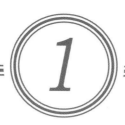

1

なぜ起こる？
原因別のタイプと特徴

なぜ、自分が過敏性腸症候群（ＩＢＳ）になったのか……。
いったいどういう病気なのか、治るのか。
まずは基本的なことを知っておきましょう。

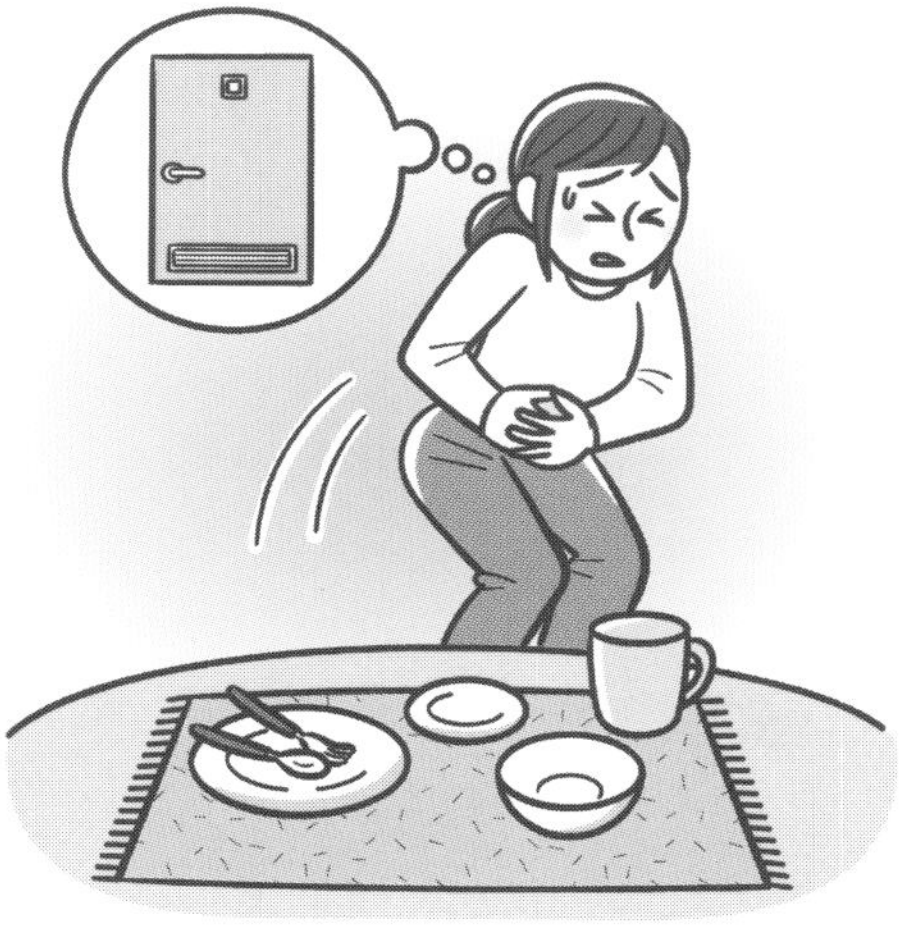

基本❶

ストレスに弱い人だけの病気ではない

便秘や下痢をくり返す「過敏性腸症候群（ＩＢＳ）」。

病名を聞くと、ストレスに過敏な人がなる病気と思うかもしれませんが、じつはその解釈は間違いです。

過敏性腸症候群（ＩＢＳ）とは

過敏性腸症候群は患者数も多く（→Ｐ19）身近なのに、知られていないことや誤解されていることも多い病気です。診断基準（RomeIV）は以下のようになっています。

ＩＢＳのRomeⅣ診断基準（2016）

- くり返す腹痛が
- 最近3ヵ月のなかで、平均して1週間につき少なくとも1日以上あり
- 下記の２項目以上の特徴を示す
  1) 排便に関連する
  2) 排便頻度の変化に関連する
  3) 便形状（外観）の変化に関連する

成人	小児
少なくとも診断の６ヵ月以上前に症状が出現し、最近３ヵ月間は基準を満たす必要がある	最近２ヵ月間は基準を満たす ※小児とは、おおよそ８歳以上を指す

ＩＢＳとは

過敏性腸症候群の英語表記ＩＢＳは
Irritable Bowel Syndromeの頭文字。Irritableには
「過敏な」とともに「イライラさせられる」の意味もある

本書では

確かにストレスに弱い人が「メンタル」や「ストレス」が
関連するＩＢＳをこじらせやすいということはあるが、
イライラさせられる原因は
「メンタル」や「ストレス」だけではない。
そこで本書の本文などは、
誤解されやすい「過敏性腸症候群」ではなく、「ＩＢＳ」と表記する

診断基準にはストレスとは書いてない

過敏性腸症候群（ＩＢＳ）というと「メンタルの病気」「ストレスに弱い人がなる病気」のイメージが強いでしょう。

けれども、二〇一六年に設定された診断基準には「メンタル」や「ストレス」をにおわせるような記載は、いっさいありません。まず、どのような病気なのかを正しくとらえましょう。

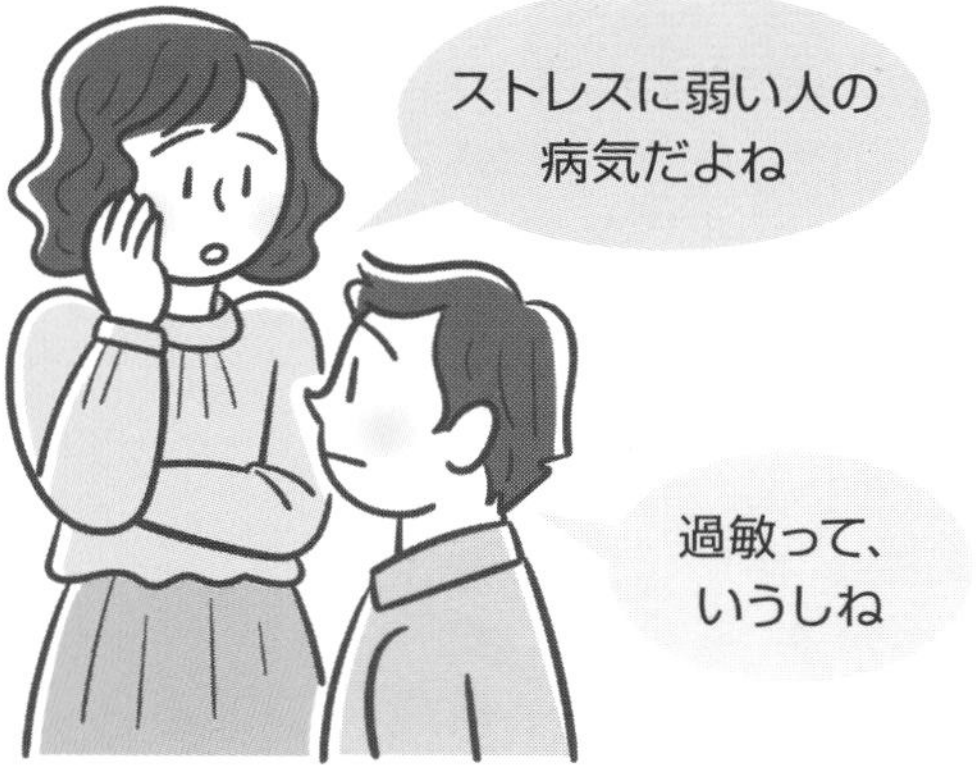
ストレスに弱い人の病気だよね
過敏って、いうしね

日本語の病名が誤解のもとかもしれない

病　型

ＩＢＳの病気の「型」は、便の形状（→Ｐ49）の頻度で下痢型・便秘型・混合型・分類不能型が決まります。

下痢型	ゆるい便を主体とし腹痛がある
便秘型	かたい便を主体とし腹痛がある
混合型	ゆるい便とかたい便をくり返し、腹痛がある
分類不能型	便形状が正常だったり分類不可能だったりするもので、腹痛がある

患者さん本人は、便秘か下痢か、くり返すかなどは、自覚しています。

↓

患者さんが本当に知りたいのは、なぜこうした症状が起こるのか、そして、どうすれば治るのか、といった現実的かつ具体的な方法でしょう。

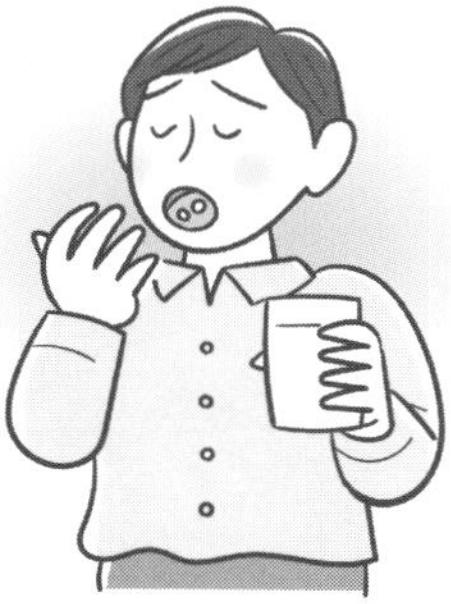

薬を飲んでも治らない人は、どうすればいいかを知りたいはず

基本❷

原因は思春期以降に決まる「体質」

IBSの原因には、「体質」が大きくかかわっています。
そのため、体質が決定する八歳から一〇歳の思春期以降に発症することが多いです。

なぜ自分だけ？

周囲と同じように緊張する場面でも、みんなと同じものを食べていても、自分だけおなかが痛くなり、便秘や下痢が起こります。なぜ自分だけ苦しい思いをしなくてはならないのか悩みます。

同じように試験のときに緊張しても、下痢や腹痛を起こすのはクラスの中でも私だけ

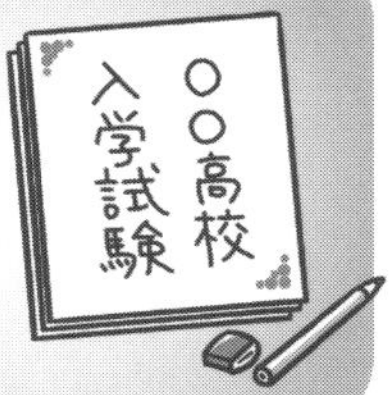

入試の前にテニス部をやめたら、部員の中で便秘と下痢をくり返す腹痛で悩むようになったのは私だけ

友だちと喫茶店でおいしいケーキを食べると、おなかの調子が悪くなるのは私だけ

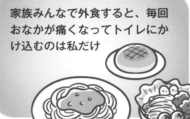

家族みんなで外食すると、毎回おなかが痛くなってトイレにかけ込むのは私だけ

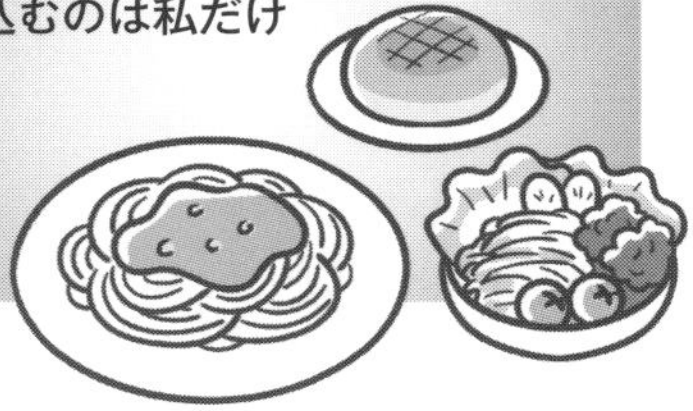

↓

なぜ自分だけ、と思うでしょうが、それには理由があります。

その理由は「体質」です

↓

**そもそも「体質」がなければ
IBSにはなりません**

思春期以降に発症する

便秘の下剤で腹痛になる未就学児はいても、思春期前の小学生にＩＢＳはほとんどみられません。

思春期は子どもの体が大人の体に、子どもの頭が大人の頭に切り替わる変わり目で、調子を崩しやすい時期でもあります。ＩＢＳを発症するのは体質がかたまる思春期以降で、ＩＢＳのために休学や退学に追い込まれる人も少なくありません。また、思春期のころに発症したまま成人になっても悩まされている人も多いです。

年齢層別の有病率

ＩＢＳの患者さんは小児・小学生ではほとんどいませんが、年齢とともに増えていきます。RomeIVでも、思春期以前にＩＢＳは存在しないとしており、診断基準もありません。

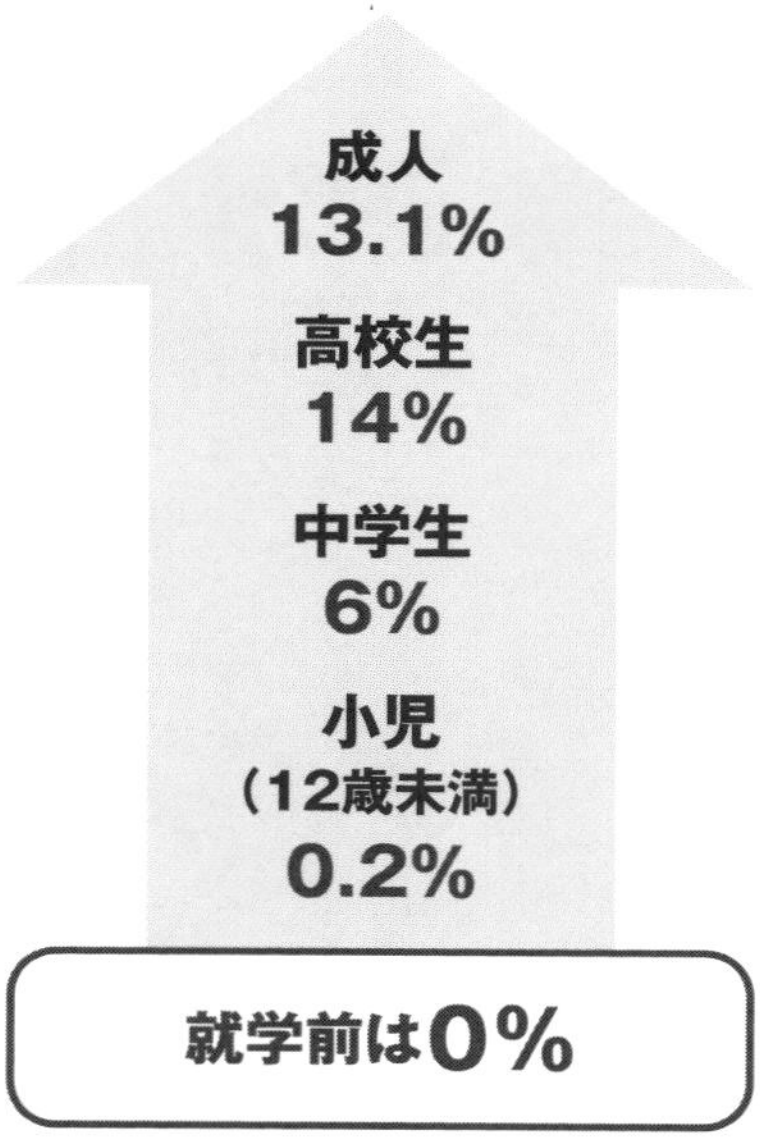
成人
13.1%
高校生
14%
中学生
6%
小児
（12歳未満）
0.2%
就学前は0%

男女の有病率

ＩＢＳの患者さんは、成人の場合、女性のほうが多いです。一方、小児は性別での有意差はありません。

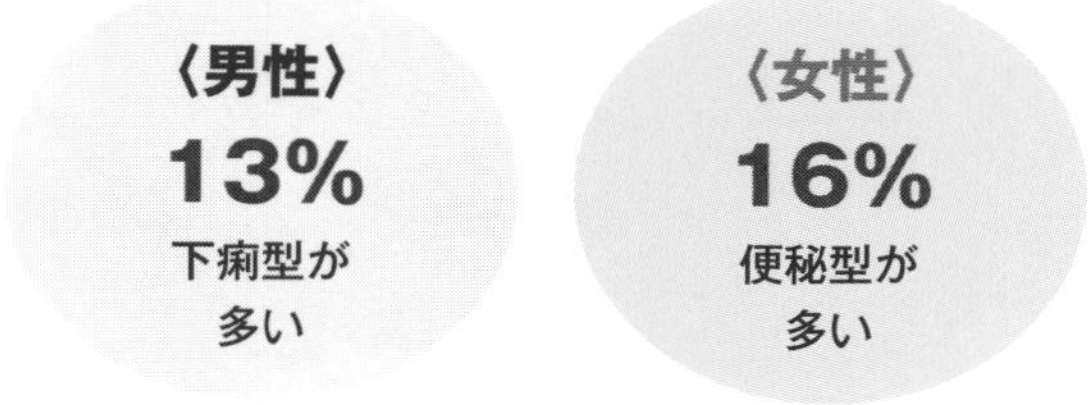
〈男性〉
13%
下痢型が
多い
〈女性〉
16%
便秘型が
多い

ＩＢＳになりやすい「体質」は遺伝？

ＩＢＳを発症する体質には遺伝の影響が指摘されています。一卵性双生児では三三％、二卵性双生児では一三％の合致（遺伝五七％）です。

実際、私の外来でも、兄弟姉妹、親子で「同じ症状なのですが」と来院される患者さんは少なくありません。

家族で同じ症状が起こるのは、遺伝だけでなく、環境的な要因もかかわっています。

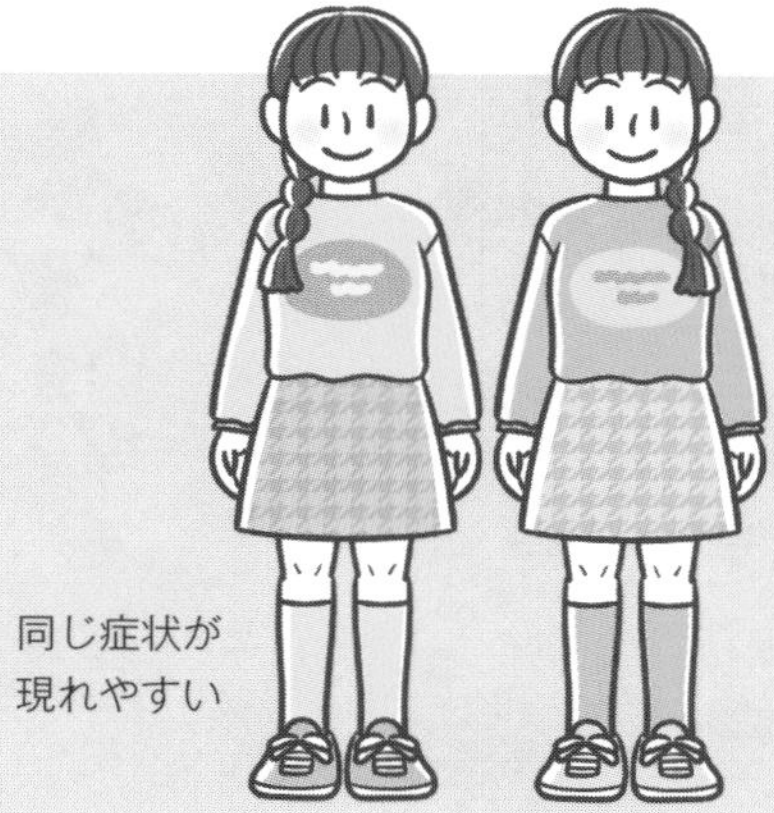
同じ症状が
現れやすい

有病率：Hyams JS, Burke G, Davis PM, et al. : Abdominal pain and irritable bowel syndrome in adolescents: a community-based study. J Pediatr 129(2), 220-226, 1996

吸収から排便までの腸のしくみ

食べたものから栄養が吸収され、残りかすが便として排出されるまで、体内では多くの要因で調整されています。ここではおもに腸の運動と排便のしくみをみてみましょう。

便秘と下痢には大腸運動と水分が関係

食べたものは小腸で栄養が消化吸収され、大腸でさらに栄養や水分などが吸収されて、便となります。小腸や大腸の運動は、食事や自律神経による調整、脳腸相関による影響など複数の要因で調整されています。

脳と腸は連携して動きます。起床時に頭が動きはじめると腸も動き出すので、起床後、朝食をとる前に排便がある人もいます。

便秘と下痢には、大腸の動きと便に残る水分量が関係しています。大腸の動きが遅いと水分が吸収されて便がかたくなって便秘に、早くなると水分の吸収が不十分で下痢に傾きます。

水分の移動

小腸や大腸の腸管では、水分やミネラル、栄養分が吸収されます。一日の腸管の水分量の移動をみてみます。

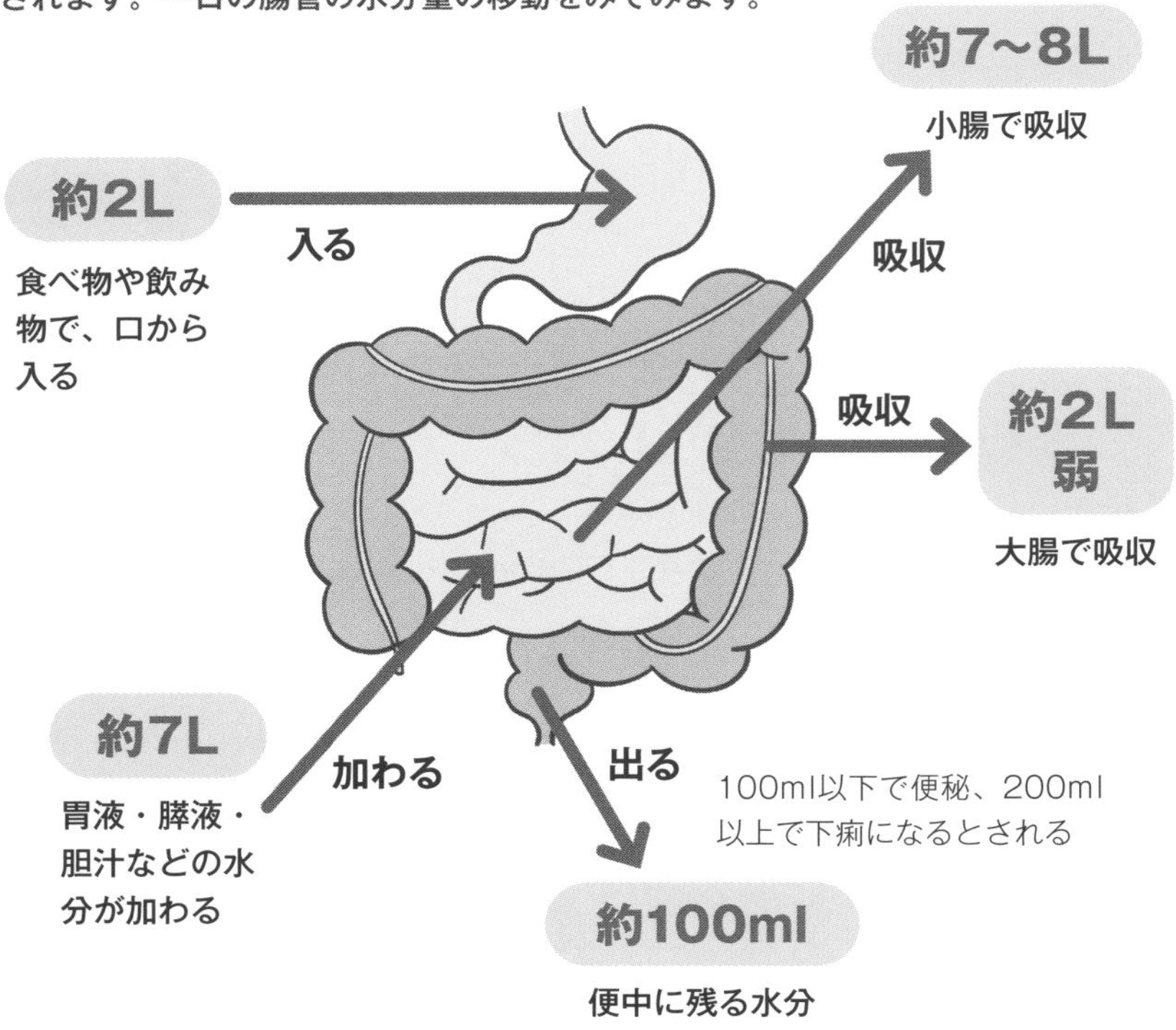
約2L
入る
食べ物や飲み物で、口から入る
約7〜8L
小腸で吸収
吸収
吸収
約2L弱
大腸で吸収
約7L
加わる
胃液・膵液・胆汁などの水分が加わる
出る
100ml以下で便秘、200ml以上で下痢になるとされる
約100ml
便中に残る水分

吸収から排便まで

食事をしたあと、食べたものの栄養が吸収され、残ったものが便として排出されるまでをみてみましょう。胃や腸の運動、次の食事、脳、胆汁、筋肉など、多くの要因が複雑かつ精巧に調整しています。

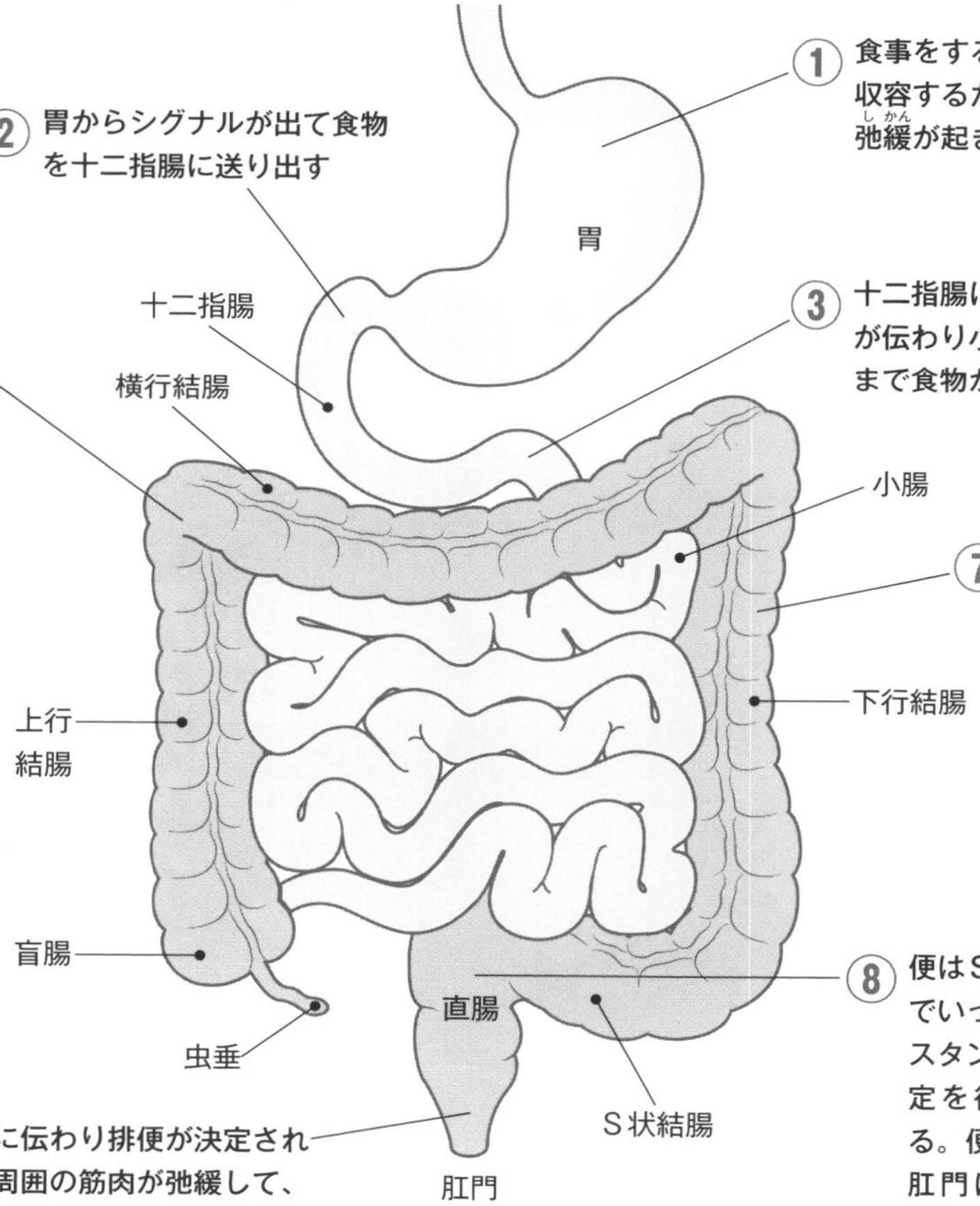
胃
十二指腸
横行結腸
小腸
下行結腸
上行
結腸
盲腸
虫垂
直腸
S状結腸
肛門

① 食事をすると食物を収容するために胃の弛緩《しかん》が起きる

② 胃からシグナルが出て食物を十二指腸に送り出す

③ 十二指腸にシグナルが伝わり小腸の末端まで食物が運ばれる

④ 盲腸、上行結腸から横行結腸へと内容物が移動

⑤ 内容物は横行結腸に約24時間滞留し、水分と電解質が吸収され、便がつくられる

⑥ 次回の食事で小腸後半部位にあった内容物が上行結腸に移行する

⑦ 結腸に移行した内容物に含まれる胆汁の一成分、体内下剤である胆汁酸が結腸内に流入して便が一気に運ばれる

⑧ 便はS状結腸と直腸でいったん停止してスタンバイ。最終決定を待つ状態になる。便が出ないよう肛門はしっかり閉まっている

⑨ ⑧の状態が脳に伝わり排便が決定されると、肛門の周囲の筋肉が弛緩して、腹圧（おなかの中の圧力）が上昇する

⑩ 排便姿勢をとることで最後のロックである直腸と肛門の角度がゆるくなり、肛門が開く

⑪ S状結腸と直腸の筋肉が収縮して、排便がおこなわれる

腸の運動には体内のさまざまなはたらきが作用しているが、ストレスに対して腸が動きやすい人たちが人口の10%程度いる（→P26）

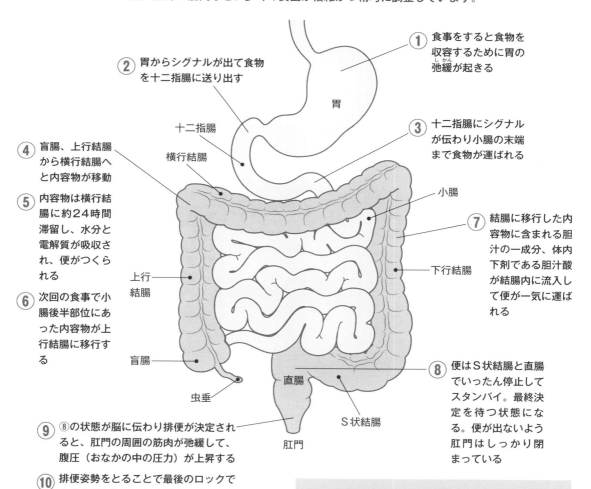

腸の形

多くの人は腸の形が四角くない

みなさん、ご自分の腸はどのような形をしているか、思い浮かべてみてください。小腸のまわりを大腸がとりかこみ、全体として四角い形を想像するのではないでしょうか。

腸の形や構造は個人差が大きい

教科書や図鑑には四角い形の腸が描かれています。ところが、日本人には、このような四角い腸をもっている人は二割ほどしかいません。ねじれたり、まがりくねっていたり、腸の形や構造は個人差がたいへん大きいのです。

IBSには腸の形が原因になるものも

大腸の内視鏡検査をすると、内視鏡を入れにくい人がいます。もちろんIBSや便秘にはいろいろな原因がありますが、内視鏡が入れにくい大腸の形は、便が出にくい一因になりえます。

IBSの人の多くが腸の形の問題「ねじれ腸」や本来背中に固定されるはずの大腸が立ち上がると全部骨盤内に落ち込んでしまう「落下腸」をしています。

結果として盲腸まで内視鏡を送り込む時間が無症状の人に比べて倍以上かかることがあります。

IBSにみられる腸

IBSでは腸の形に問題がある人も多いです。ねじれていたり、骨盤内に落ち込んでいたりします。

●ねじれ腸

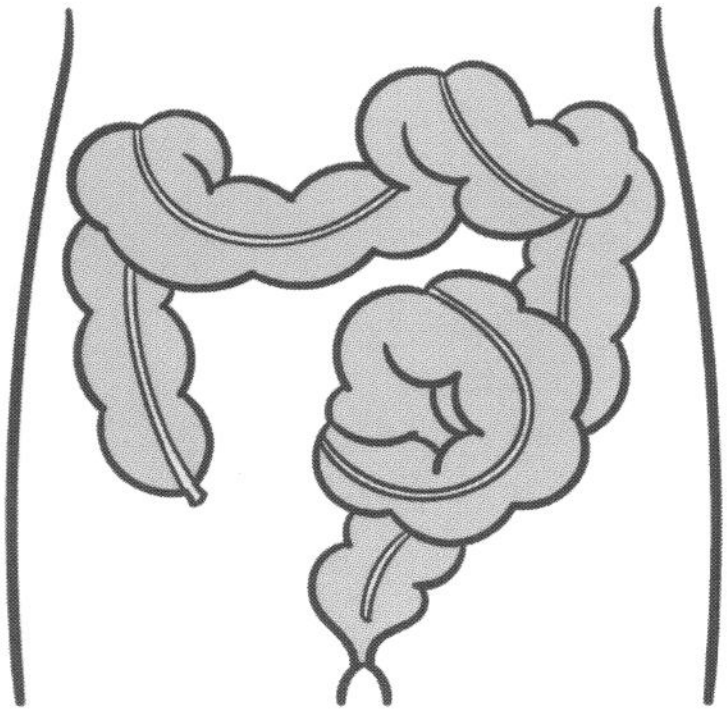

●落下腸

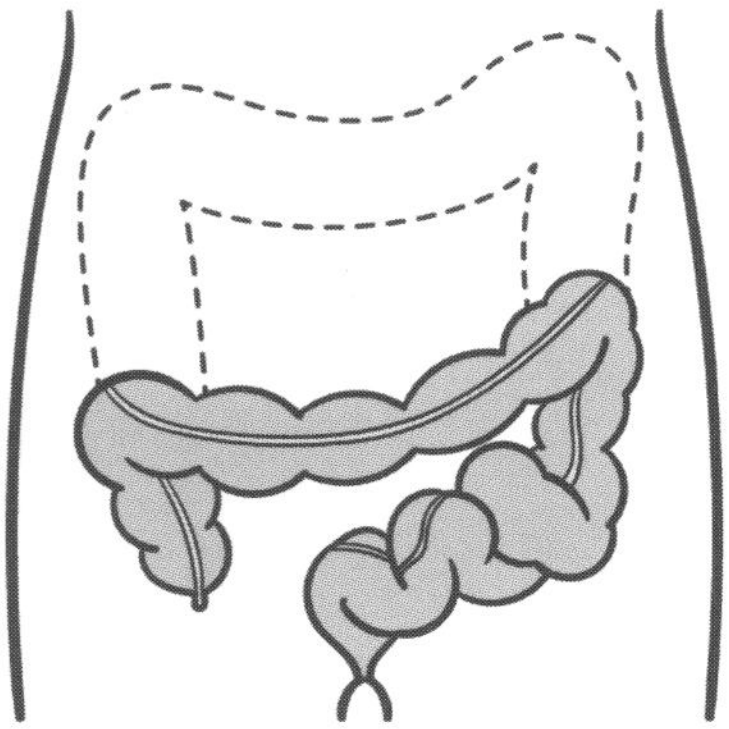

便が大腸のねじれや落ち込んだところに詰まると便秘になり、大腸が強く動いて便を出そうとすると腹痛を起こす。さらに出にくいと、かたい便を下痢で流し出す「逆説的下痢（→P28）」が起きる

発見に至るまで

私は大腸内視鏡検査をおこなうのが苦手でした。そこで、検査法を開発したことから、ＩＢＳは腸の形が原因になることを発見したのです。

「浸水法」開発

大腸内視鏡検査をするうえで難しいとされたS状結腸を簡単に通過する検査法、「浸水法」（→Ｐ58）を開発しました。

↓

これで解決！

「浸水法」で大腸内視鏡検査がすべて簡単になると思っていました。確かにＳ状結腸は簡単に通過するようになりました。

↓

と思ったが……

Ｓ状結腸の通過は簡単になりましたが、その奥の簡単と思っていた下行結腸や横行結腸の通過が難しい人が多くいること、とくにそういう人にＩＢＳや便秘が多いことに気づかされました。

↓

四角い形ではない!?

どうやら腸の形は四角くないとわかり、それが人類の普通と思っていました。

↓

ドイツ人は

ドイツの大学で内視鏡の指導のためにドイツ人やロシア人の検査をしたとき、彼らの大腸内視鏡の入れやすさに啞然としました。画像で見ても四角いので、本当に大きな衝撃を受けました。四角くない腸は、人類の普通ではなかったのです。

体質

体質から四つのタイプに分類される

IBSでは病型が診断され薬が処方されますが、改善しない人が少なくありません。そこで、病型ではなく原因に対する治療が必要と考え、原因となる体質からタイプ分けをしました。

薬が効かないのはタイプが違うから

ＩＢＳには現在、とても有効な薬があり、販売されたときはすべてが解決するかと思われました。それにもかかわらずＩＢＳで困る人は現時点でも多いのです。

それは、ＩＢＳにはまったく異なる四つのタイプがあるからです。ひとつのタイプを解決する薬がすべてのタイプを解決することができるわけではないのは当然です。薬が効かない、治療がうまくいかないのは、実際のタイプが想定と違う場合や、複数のタイプが重複している場合などで、当然の理由があります。

ＩＢＳを理解するため、その四つのタイプをみていきましょう。

病型とタイプ

ＩＢＳは便の形から病型が診断されます。病型とタイプとの関連は表のようになります。例えば、ストレス型の人は下痢型であることが多いのですが、胆汁性下痢型の人は便秘型になることはありません。

◎ おおいに関係がある
○ 関係がある
△ 少し関係がある
× 関係がない

		タイプ（型）			
		ストレス	腸管形態	胆汁性下痢	消化不良
病型（型）	下痢	◎	○	◎	◎
	便秘	○	◎	×	×
	混合	△	◎	×	×
	分類不能	△	△	×	△

ＩＢＳのタイプ

原因となる「体質」からＩＢＳをタイプ分けします。ひとりの人が複数のタイプをもっていることもあります。タイプ分けには、エックス線や内視鏡の画像が役立ちます。

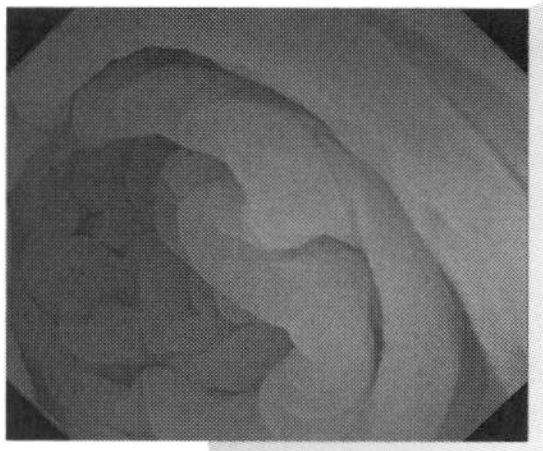

内視鏡を入れるときの腸管内部。緊張で蠕動《ぜんどう》が起きる

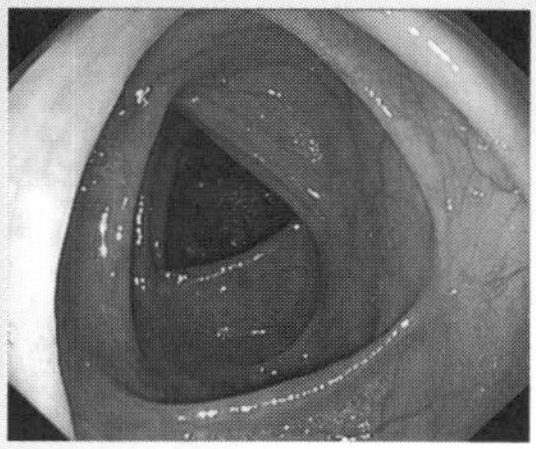

内視鏡を抜く弛緩時の腸管内部。検査終わりで安心して蠕動が消えた

ストレス型

ストレスに反応して腸が動く。大腸の動きが早くなって下痢、遅くなって便秘に

〈食事関連〉

胆汁性下痢型

胆汁酸が多く結腸内に流入して下痢を起こす

消化不良型

脂質やＦＯＤＭＡＰ《フォドマップ》の消化吸収不良で下痢をする

腸管形態型

大腸がねじれたり立位時に落下したりして排便が困難になる

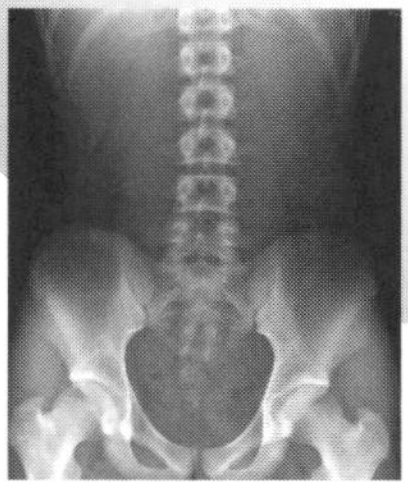

便やガスはほとんどみられない

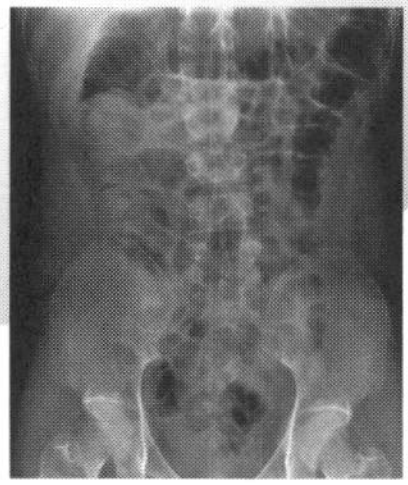

腹腔内にガス（黒色）が多く、背骨や骨盤が見えづらい

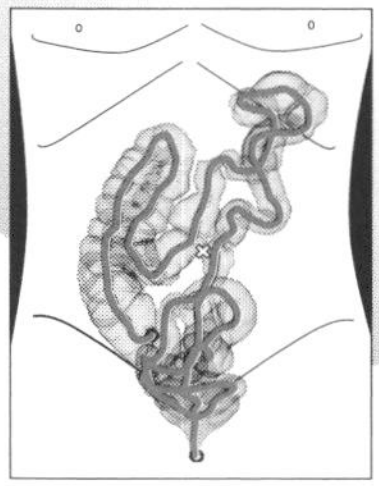

ねじれ腸（赤い線でねじれを示した）

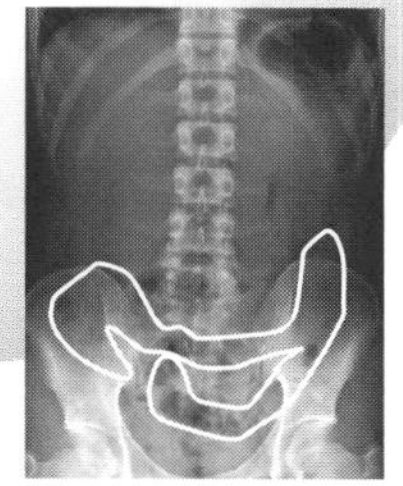

立つと骨盤内に落下する（白い線が大腸）

タイプ①

ストレスで腸が動く「ストレス型」

ストレス型は、下痢型の約五〇%、便秘型の約二〇%を占めます（久里浜医療センター受診患者）。IBSというと、「ストレスの病気、メンタルの病気」と思われるのはこのタイプが多いからです。

自覚症状

患者さんは、どのような状況のときに下痢や便秘が起こるかを自覚しています。

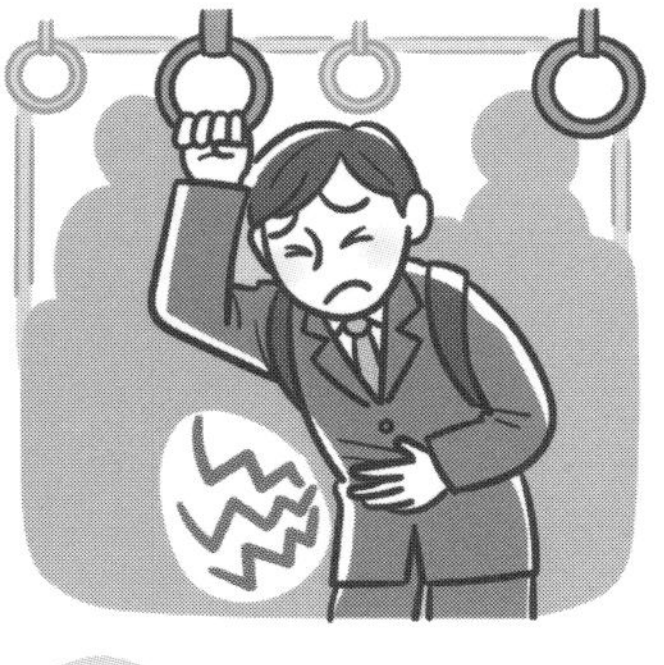

電車に乗ると必ず下痢と腹痛が起こる。立っているときはとくにつらい

会議で緊張すると腹痛と強い便意が起こるので、急いで会議室から出ていく

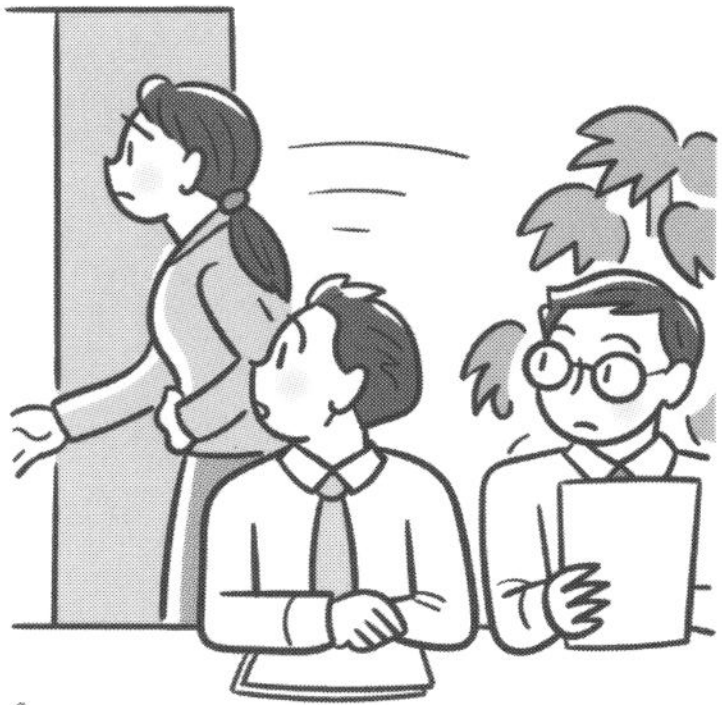

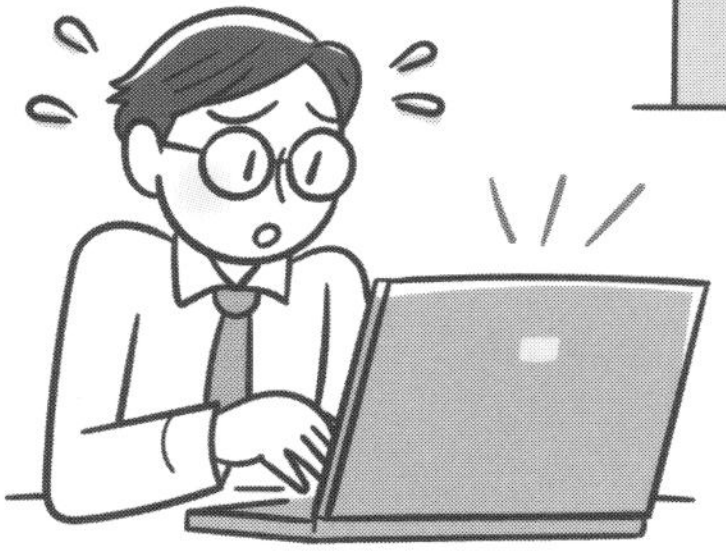

忙しいときほど便秘になるようだ。トイレに行く回数が減り、腹痛が起きてかたい便になる

内視鏡検査の反応で体質がわかる

ストレスに対して腸が動きやすい人たちが、人口の一〇%程度います。無麻酔で内視鏡検査をすると、腸の動きを止めるはずの鎮痙《ちんけい》剤《ざい》を使っても、検査じたいの緊張で腸が動きます。腸が動くと腸液やガスが噴き出し、内視鏡は排泄するように押し出されます。この現象は何回検査をおこなっても再現される「体質」です。

ストレス反応ですから、内視鏡検査でも麻酔をかけたり、リラクセーションしたりすると腸の動きは止まります。

ただ、こうした人たち全員がIBSになるわけではなく、考え方や生活環境で発症するようです。

悪循環

「ある場面」で便意を催したのに、なんらかの理由でトイレに行けなかったということがきっかけになります。その「ある場面」が「トイレに間に合わない」とくっついて、これまでなんともなかった「ある場面」が強いストレスとなり、腹痛と下痢を起こすようになる。この「悪循環」で、徐々に悪化していきます。

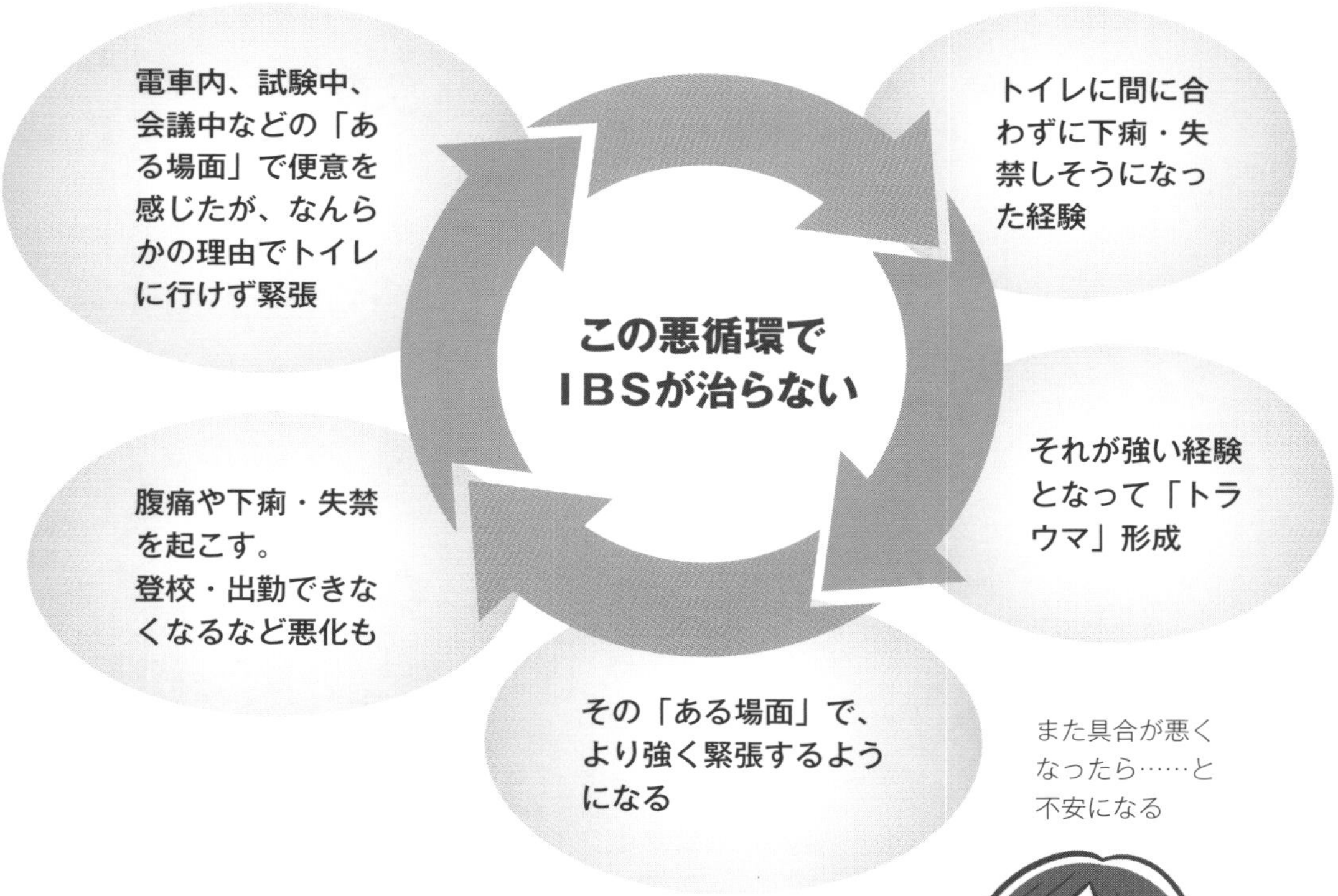
電車内、試験中、会議中などの「ある場面」で便意を感じたが、なんらかの理由でトイレに行けず緊張
トイレに間に合わずに下痢・失禁しそうになった経験
それが強い経験となって「トラウマ」形成
その「ある場面」で、より強く緊張するようになる
腹痛や下痢・失禁を起こす。登校・出勤できなくなるなど悪化も
この悪循環でIBSが治らない

また具合が悪くなったら……と不安になる

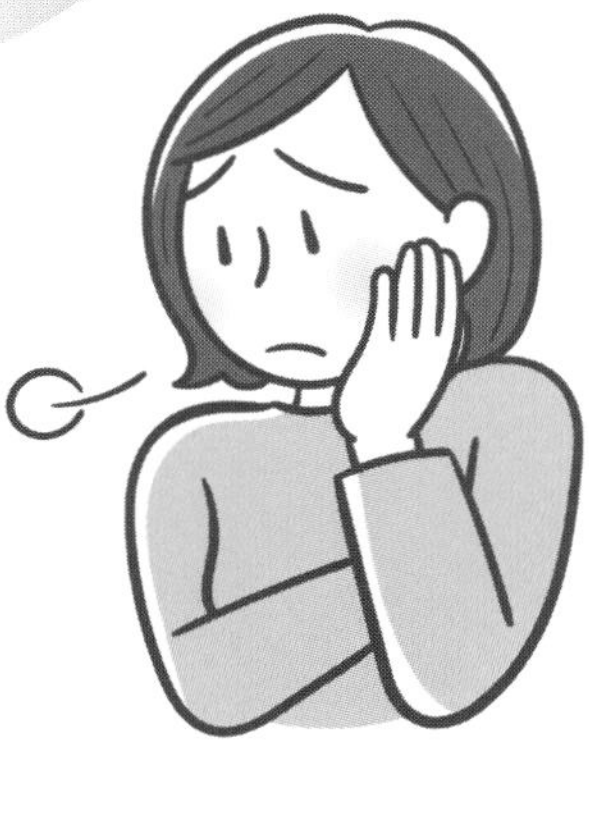

不安からストレスを増強

ストレスに反応するタイプなので、「悩めば悩むほど悪くなる」という悪循環が問題となります。

腹痛を伴う便秘の人では学校・職場・家庭での時間に受ける強いストレスで腹痛と便秘を起こします。さらにその腹痛が不安を引き起こして、ストレスが増強されていきます。

タイプ❷

腸の形が問題となる「腸管形態型」

腸管形態型は、下痢型の約一五％、便秘型の約八〇％、混合型のほとんどを占めます（久里浜医療センター受診患者）。腸の形に問題がある人が運動不足になると発症します。

大腸がねじれていたり落ち込んでいたり

日本人は大腸の形が四角くない「ねじれ腸」が大多数を占めます。

大腸が背中に固定されていないため立ち上がると骨盤内に全部落ち込む「落下腸」は、日本人女性の約二割、男性の約一割程度いるようです。落下すると腸は折れ曲がります。

問題になるのは、下行結腸以降の大腸後半で起こった場合です。

便秘を解消しようと下痢が起こる

大腸後半は便が固形になるところなので、ねじれに便が引っかかり便秘になります。

大腸は便が引っかかって出せないと「腸閉塞を回避すべく」強く動いて便を排出しようとします。これが腹痛の原因です。それでも便を十分に出せなかったとき、大腸は次の手をくり出します。それが「逆説的下痢」で、大腸から水分を出して便をゆるくし、下痢便で流し出す現象です。便秘と下痢をくり返す人のほとんどが腸管形態型で、悪化すると下痢症状が主体となることもあります。

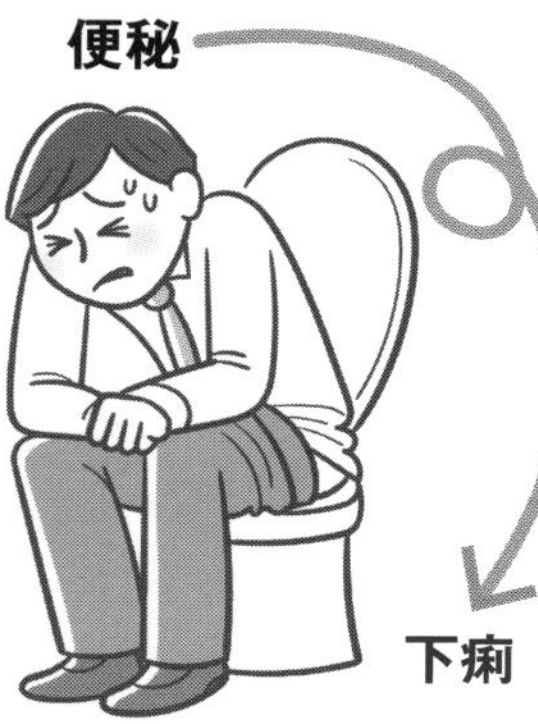

腸が強く動いても便が出ないと、便をゆるくして出す逆説的下痢が起きる

下剤を飲んだら失神する人も

便がうまく出せないと、大腸は強く動いて便を出そうとします。そのときに腹痛が起き、大腸内圧の上昇から「迷走神経反射」を起こして血圧が下がります（迷走神経反射とは、自律神経のひとつである迷走神経がストレスや腸管内圧の上昇によって血圧低下や心拍数減少などの反射を起こすこと）。

腸管形態型の人は刺激性下剤を飲んだときにも起こりうる現象です。血圧が下がることで気が遠くなり、失神することもあります。

私もS状結腸の形に問題があり、運動不足になると腹痛を伴う便秘になります。下剤を内服すると、ひどい腹痛を起こし、血圧が下がって気が遠くなります。

悪循環

腸の形に問題があっても、発症するきっかけは運動不足です。発症すると、体を休めるためにさらに運動不足になってしまい、症状を悪化させるという悪循環に陥ります。

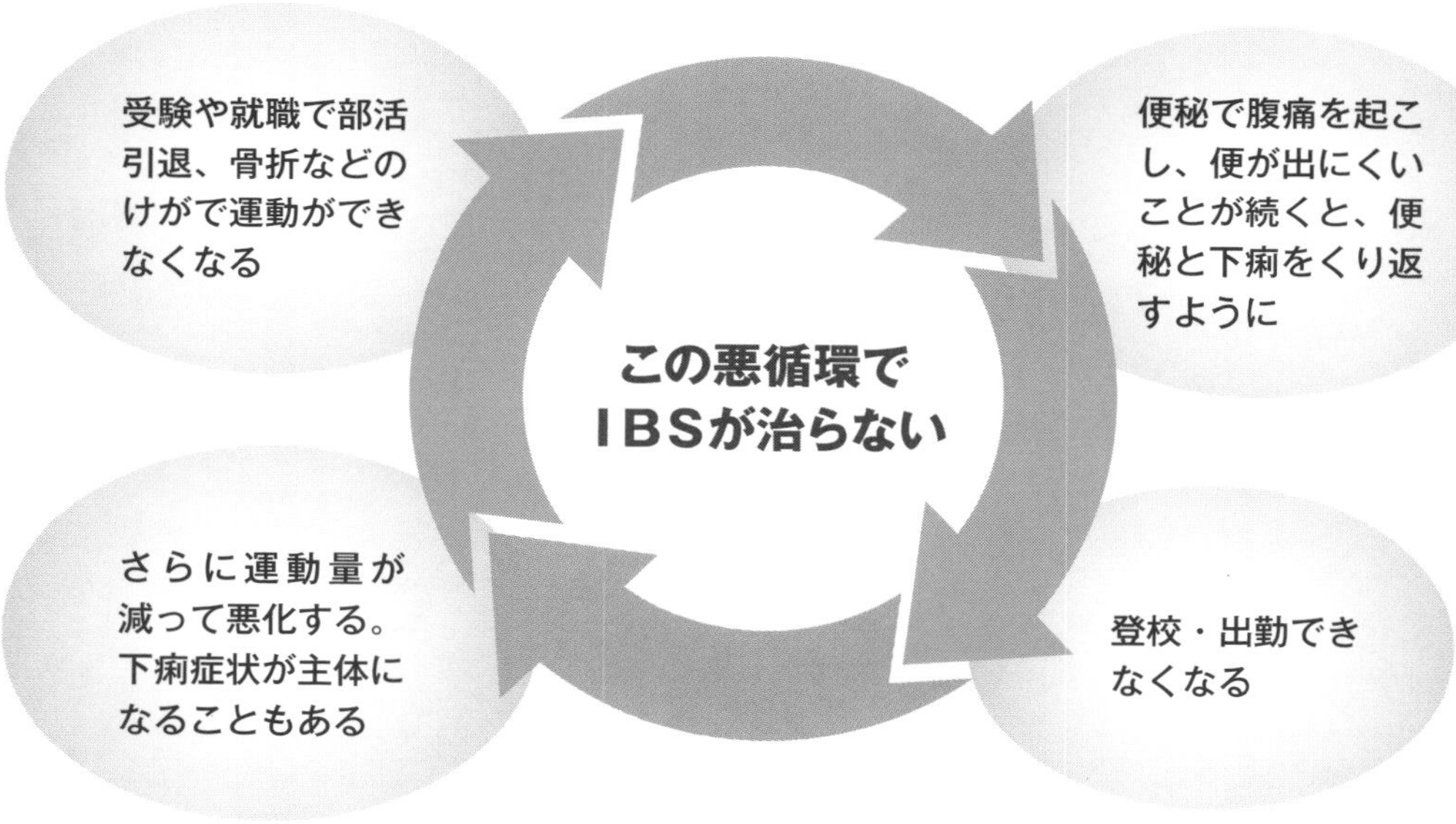
受験や就職で部活引退、骨折などのけがで運動ができなくなる
便秘で腹痛を起こし、便が出にくいことが続くと、便秘と下痢をくり返すように
この悪循環でIBSが治らない
登校・出勤できなくなる
さらに運動量が減って悪化する。下痢症状が主体になることもある

運動不足がひきがね

大腸の形が教科書どおりであれば、多少便がかたくても、運動不足があっても、スムーズに排便できます。ところが大腸の形に問題がある体質のうえ、運動不足が加わると、排便が困難になります。

腸の形と運動不足が原因なので、ほとんどの人が症状のきっかけとなるストレスは自覚していません。ＩＢＳでは医師から「ストレスですね」と説明されることが多いですが、この人たちが納得できないのはそのためでしょう。

体質

＋

運動不足

ねじれ腸も落下腸も医学用語ではない。落下腸は医学用語では「総腸間膜症」という

タイプ❸

食後に下痢をする「胆汁性下痢型」

胆汁性下痢型は、多すぎる胆汁酸が原因で食後に下痢を起こします。この体質の人は人口の約一%、慢性下痢症の約三〇%いるとされ、久里浜医療センターの下痢型ＩＢＳの約三〇%を占めます。

体内下剤の胆汁酸が大腸にたくさん届く

食事をすると胆汁が胆のうから十二指腸に分泌されます。胆汁酸は胆汁の一成分で、大腸で水分を分泌させ、蠕動を起こす「体内下剤」です。

胆汁酸は小腸の終わりの部分で回収されて体中を循環するため、大腸に届くのは分泌された五%にすぎません。ところが、大腸に胆汁酸が多く届いてしまう体質の人がいます。

食後に分泌される胆汁が影響するため、食事内容にかかわらず食事をとると必ず下痢をします。食事を抜くと下痢をしません。胆汁性下痢型は、食事と症状が直結していることが特徴です。

胆汁とは

胆汁は消化液のひとつで、おもに脂肪分の消化と吸収にはたらきます。成分のひとつ胆汁酸は小腸で大部分が吸収されて肝臓にもどり、再び胆のうにためられ、一部だけ大腸に流れていきます。ところが、胆汁酸産生量が多い人や、小腸で吸収されずに大腸まで届く量が多い体質の人がいます。

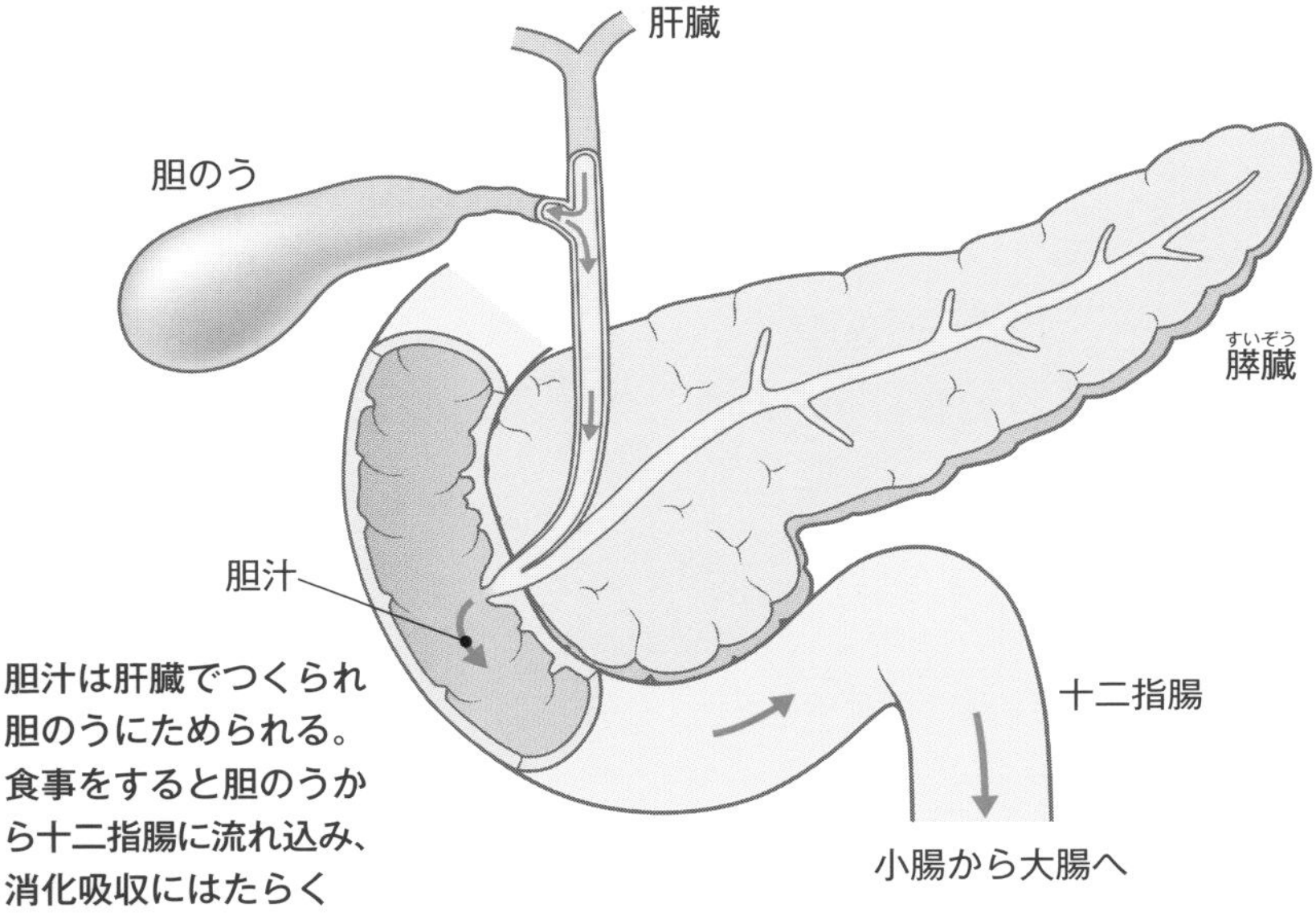
肝臓
胆のう
膵臓《すいぞう》
胆汁
十二指腸
小腸から大腸へ
胆汁は肝臓でつくられ胆のうにためられる。食事をすると胆のうから十二指腸に流れ込み、消化吸収にはたらく

メカニズム

食事の内容にかかわらず、下痢が起こります。体質なので小児にもみられますが、通常の下痢止めの薬を飲んでも改善しません。けれども、胆汁性下痢型だとわかれば、特効薬があります（→P68）。

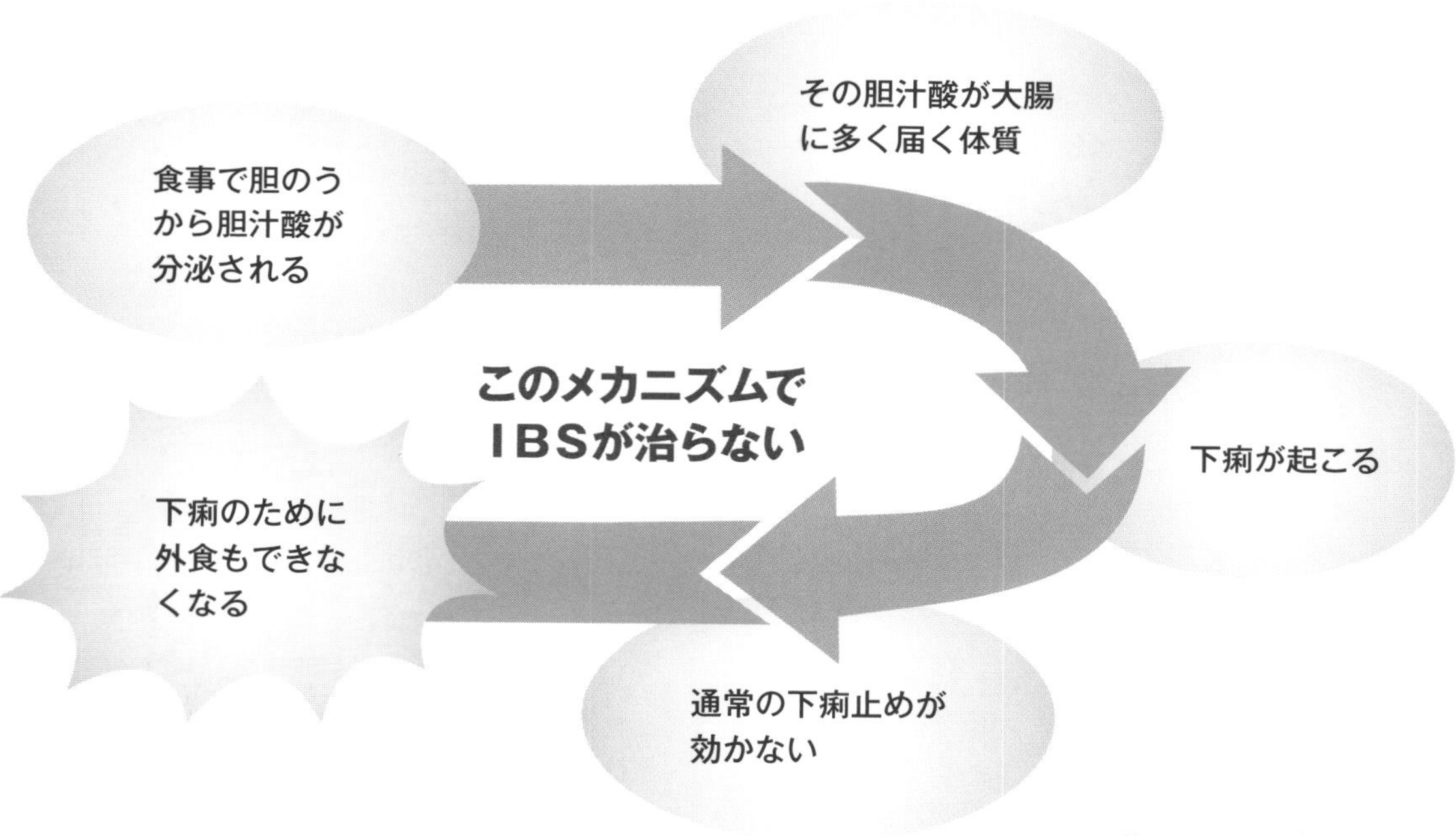
食事で胆のうから胆汁酸が分泌される
その胆汁酸が大腸に多く届く体質
下痢が起こる
通常の下痢止めが効かない
下痢のために外食もできなくなる
このメカニズムでIBSが治らない

朝食のあとに起こりやすい

胆汁は寝ている間にもためられているので、朝にもっとも多くたまっていて、分泌量も多くなります。そのため朝食をとって出かけた電車の中で急に腹痛と下痢におそわれたりします。悪化すると昼食や夕食のあとにも症状が現れます。なお、胆汁性下痢型は小児にもあります。

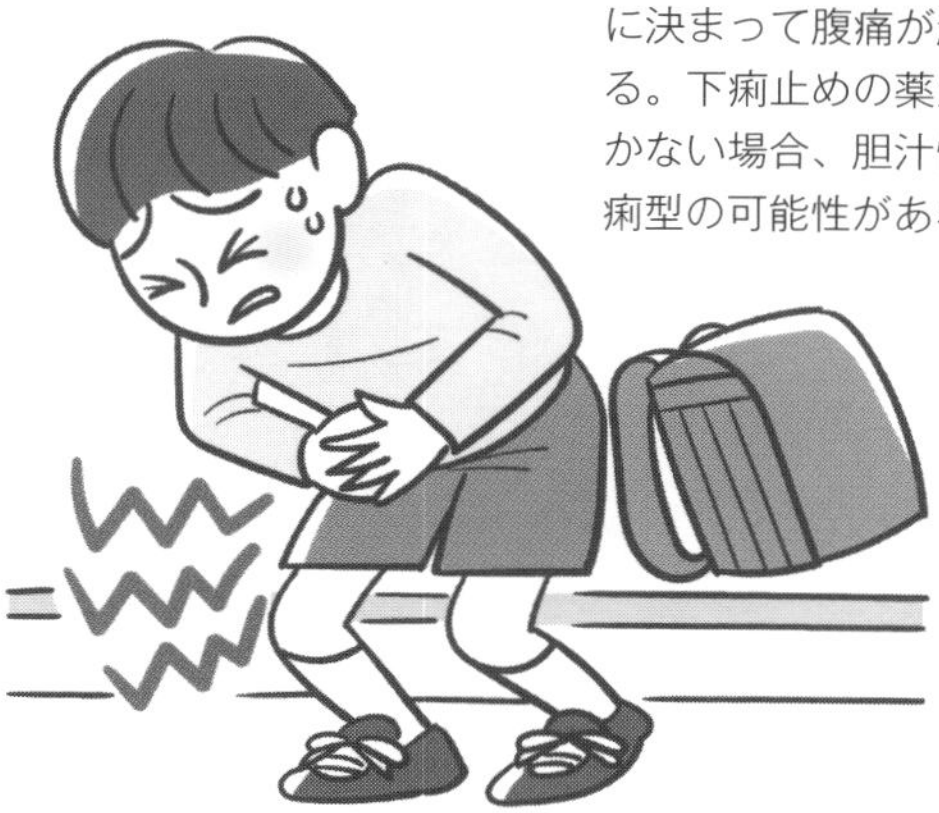

休日平日問わず朝食後に決まって腹痛が起こる。下痢止めの薬が効かない場合、胆汁性下痢型の可能性がある

タイプ④

食材によって下痢をする「消化不良型」

消化不良型は、脂質やＦＯＤＭＡＰ《フォドマップ》（発酵性糖質）などの食材による消化不良で下痢を起こすタイプです。久里浜医療センターの下痢型ＩＢＳの約五％、ガス症状（腹部膨満）で来院される人の約一〇％を占めます。

消化吸収の問題

食べたものが消化不良になってしまうのは、消化吸収の能力が人によって違うことと、消化しづらい食材があるためです。

食材

人類が消化吸収しにくい食材としやすい食材があります。

脂肪分の多い食材や、豆類や根菜類など食物繊維が多い食材は、消化が悪いことはよく知られます。食材関連で下痢やガスの原因となる代表的なものとして、脂質とＦＯＤＭＡＰがあります。

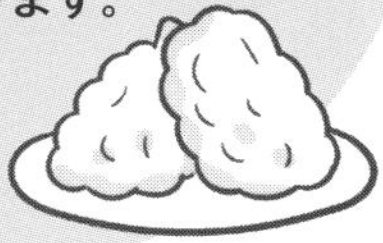

腸の能力

腸の消化能力が低いと、他人と同じものを食べても消化不良となり、栄養分を多く残した不消化便が腸の中に存在することになります。

不消化便は水分を腸の中にとどめ、下痢の原因となるとともに腸内細菌の異常発生と発酵を起こしてガスの一因となります。

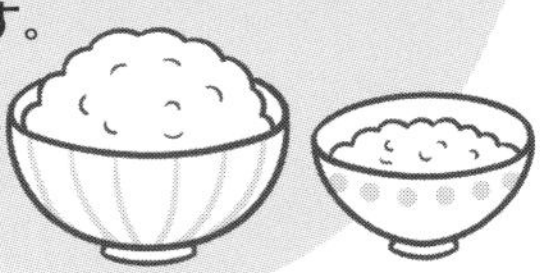

↓

FODMAPとは

小腸で消化吸収されにくく、大腸で発酵する糖質「発酵性糖質」を含む食品
→P70

消化吸収が苦手な食材がある

近年話題になっているのが小麦や乳糖、ねぎ、にんにく、りんご、大豆などのＦＯＤＭＡＰです。慢性膵炎などの病気を除いて、これらの食材で消化不良になりおなかを壊しやすいのは「体質」のようなものです。

消化吸収能力には著しい個人差がありますが、ＦＯＤＭＡＰや脂質などはそもそも人類が消化吸収しにくいものです。

消化吸収されない糖分は、腸の中で水分を保持して腹部膨満、下痢を引き起こします。糖分が大腸に達すると、腸内細菌により発生したガスが、さらに強い症状を引き起こします。

メカニズム

消化不良によるＩＢＳだと気づかないと、原因となる食事をしつづけます。症状が軽減しないまま、やがて強い腹部膨満、腹痛、鼓腸症状（ガスが大量にたまる）を引き起こしかねません。

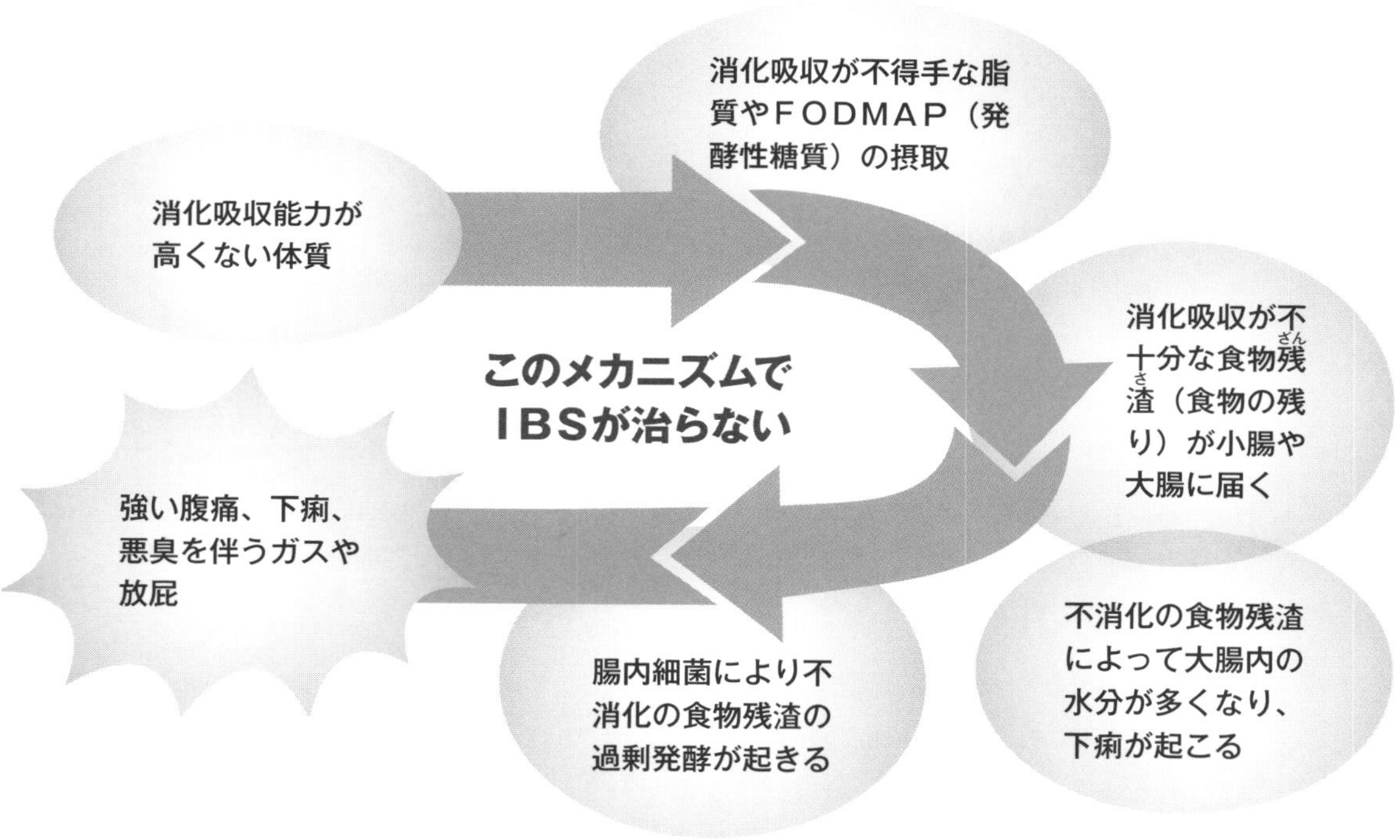
消化吸収能力が高くない体質
消化吸収が不得手な脂質やＦＯＤＭＡＰ（発酵性糖質）の摂取
消化吸収が不十分な食物残《ざん》渣《さ》（食物の残り）が小腸や大腸に届く
不消化の食物残渣によって大腸内の水分が多くなり、下痢が起こる
腸内細菌により不消化の食物残渣の過剰発酵が起きる
強い腹痛、下痢、悪臭を伴うガスや放屁
このメカニズムでＩＢＳが治らない

小麦は消化吸収しづらい食材!?

ＩＢＳで気にされることの多い小麦は、高ＦＯＤＭＡＰの筆頭で、炭水化物76%、タンパク質８%からなります。炭水化物の主体のデンプン（多糖類）は「難消化性デンプン」レジスタントスターチを含みます。たしかに、食べすぎると下痢になります。

食物アレルギーの原因食物として小麦は卵、牛乳に次ぐ第３位で、体質的に受けつけない人が多い食材でもあります。

便がゆるいだけならともかく、違和感や腹痛がある場合は、小麦の制限が必要かもしれません。

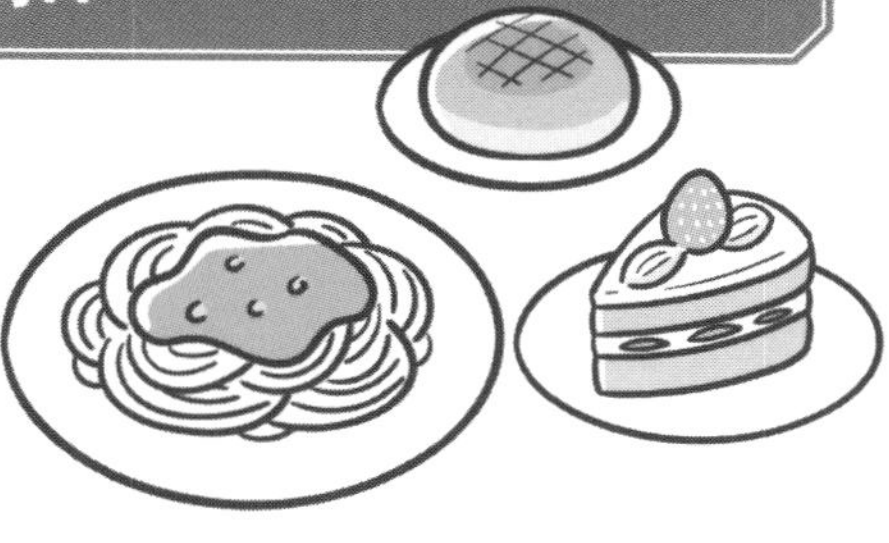
好きなものが原因!?

症状❶

くり返す腹痛+排便に関連する症状

IBSの主症状は、排便に関連し、反復する「腹痛」です。便形状や回数を含めた排便状況はタイプによって異なります。

腹痛のようす

IBSは、腹痛をくり返すことが特徴です。

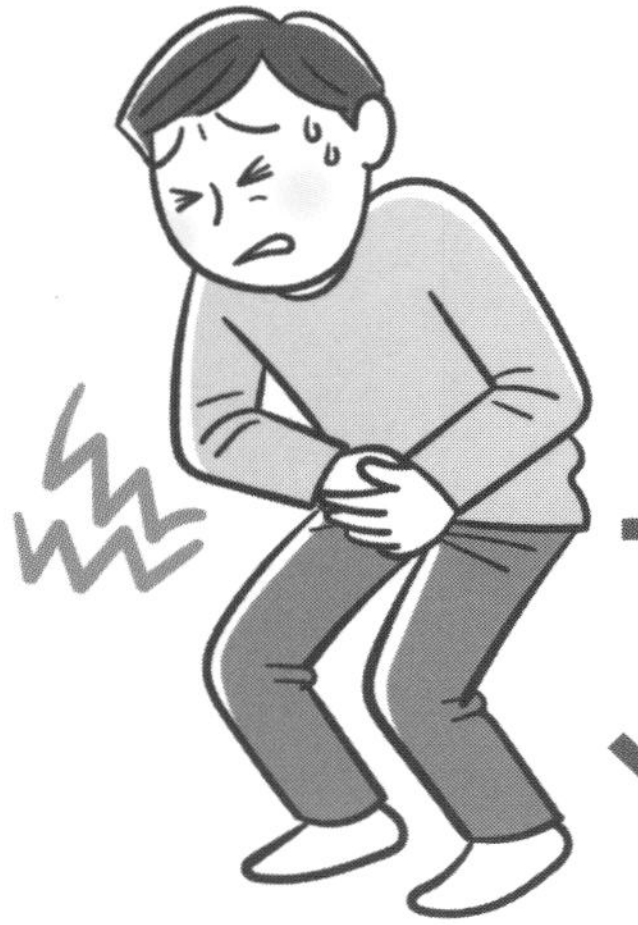

くり返す

ときどきひどい腹痛が起こる人や、一日に何度も下痢とともに起こる人、毎朝腹痛が起こる人もいる。その状態が長期間続く

腹痛がない便秘

腹痛がない便秘は「機能性便秘」という別の病気

→P40

腹痛がない下痢

腹痛がない下痢は「機能性下痢」という別の病気

→P39

おなかが痛くて長時間トイレにこもる子どもも

IBSには思春期に限ってみられる特殊なものがあります。おなかが痛くなってトイレに駆け込んでもほとんど出ず、数十分から数時間トイレから出られなくなるというものです。

彼らは直腸の上流のS状結腸が骨盤内に落ち込んで蛇行しているのが特徴で、その影響でまっすぐなはずの直腸がクランプ（流れが遮断）しています。直腸がクランプした状態だと便を出せないので痛みが続き、トイレから出られないとてもつらい状態となります。

大きな病気がないことを確認し、病態を理解したうえで、適切な運動とストレッチ等で生活習慣を改善していきます。

下痢や便秘が腹痛のきっかけ

ＩＢＳを規定する症状は「腹痛」です。腹痛は下痢や便秘がきっかけとなって起こります。

腹痛はくり返すうえ、便秘や下痢を伴うので、日常生活に支障をきたします。ＩＢＳは不登校、ひきこもり、失職などにつながることもあります。ところが周囲からは「命にかかわることはないでしょう」「気のせいではないのか」などと、理解を得にくい病気でもあります。

病院を受診しても、異常がみつからず、ストレスのせいだといわれることが多いです。

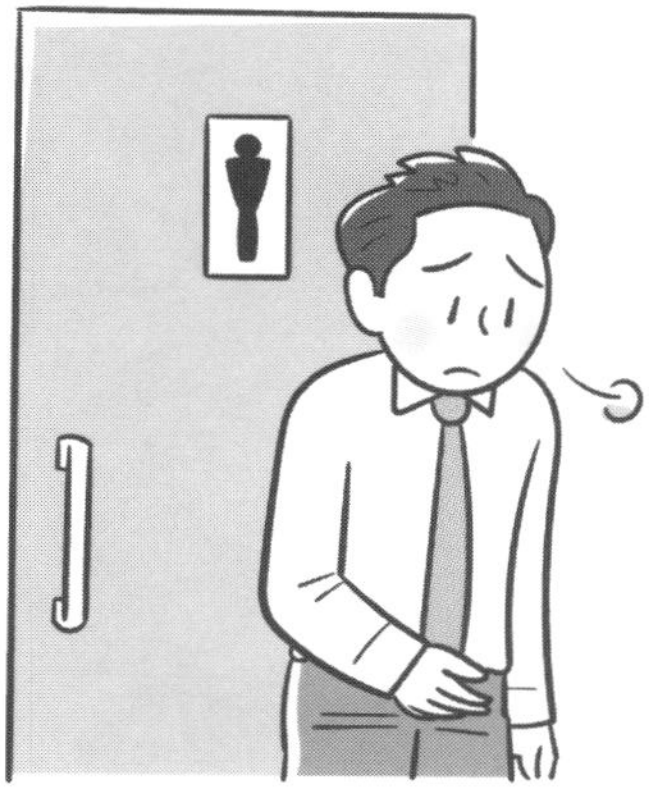

一日に何度も下痢と腹痛が起こるという人も

排便に関する症状

排便に関する症状とは、下痢と便秘のこと。腹痛は下痢と便秘とともに起こります。

下痢

下痢は医学的には定義されていない。一日に３～５回排便するなど排便回数が多いだけでは下痢とはいえない

↓

便の形状が重要。大腸に留まるうちに便が固まってくるので、便が大腸の中にいる時間が短いと、水分だらけの水様便や泥状便となる

便秘

「本来体外に排出すべき糞便を十分量かつ快適に排出できない状態」と定義され、症状は①便回数週3回未満　②硬便　③努責《どせき》（いきむこと）　④残便感　⑤直腸肛門の閉塞感　⑥用手的介助(お尻を押すなどしないと出ない)
これらのうち２項目以上を満たすもの

↓

回数が少ないだけであれば週１、２回の排便でも便秘ではなく、毎日出ていても出にくい症状が多ければ便秘となる

↓

大腸が動いて起きる下痢や便秘が腹痛を起こす「きっかけ」になる

症状❷

おなかの張り感やげっぷ、おならも

IBSでは、おなかの張り感やげっぷ、おならなどの症状に苦しむ人もいます。
おもに腸内にたまったガスが原因となっています。

ガスが原因となるもの

おなかの張り感などの症状は、ガスが原因となることが多いです。ガスがどこから発生するのかをみてみましょう。

異常発酵

食材の消化不良で悪化することがあります。脂質やＦＯＤＭＡＰなどの消化しにくい食材でガスが発生し、症状が悪化します。便秘で起きることもあります。

約10%

異常発酵はＦＯＤＭＡＰ制限食や脂質制限食など食事の注意で改善します。便秘を伴うケースでは、便秘が治るだけで、異常発酵が改善することもあります。

呑《どん》気症《きしょう》

だれでも唾液を飲む際に空気も一緒に呑み込んでいます。ところが呑気症の人は、ストレスで唾液を飲む回数が著しく増えることでおなかの中のガスが増えます。

約90%

呑気症はストレス反応なので食事制限では治らず、悩めば悩むほど、症状は悪化します。平日の症状で昼から夕方にかけて悪化する特徴があります。

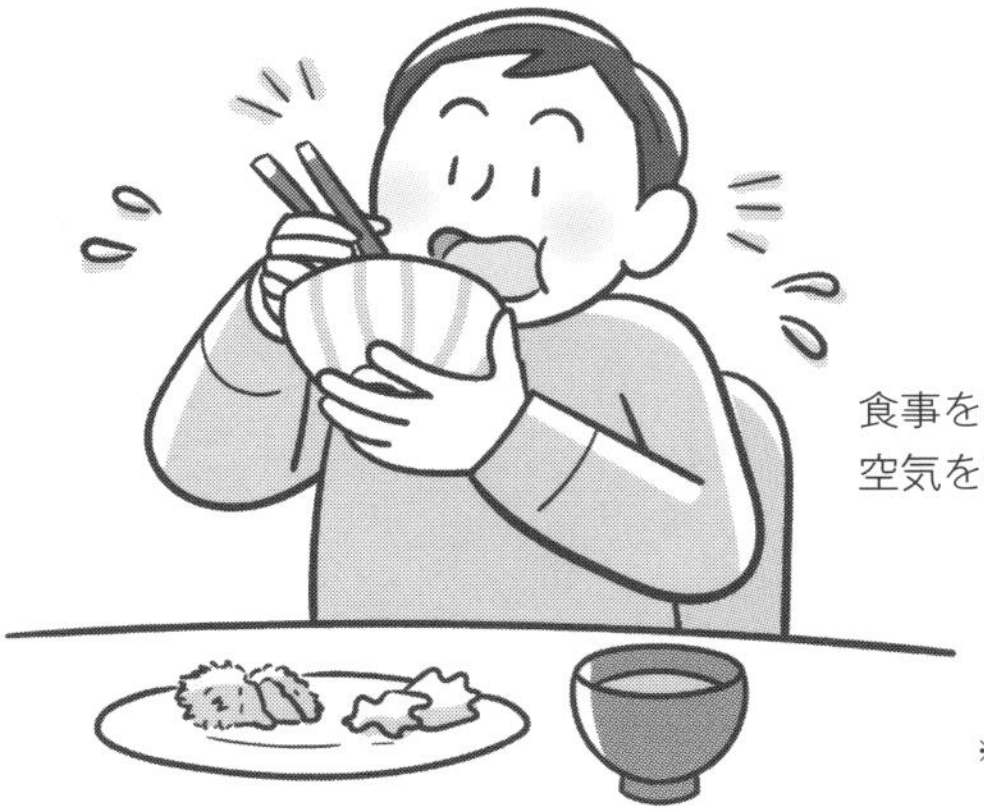

食事を早食いすることも、
空気を呑み込む量を増やす

※数字は久里浜医療センターに来院される患者さんのおおよその率

厳密には IBSの症状ではない

IBSの症状に、おなかの張り感やげっぷ、おならが挙げられることがあります。じつはこれらの症状はIBSではなく「機能性腹部膨満」という病名になります。ただし、IBSに、これらの症状を合併することは、とても多いです。

おなかの張りの原因は腹部エックス線でみるとガスが実際にあることが多いのですが、まったくないケースも少なくありません。

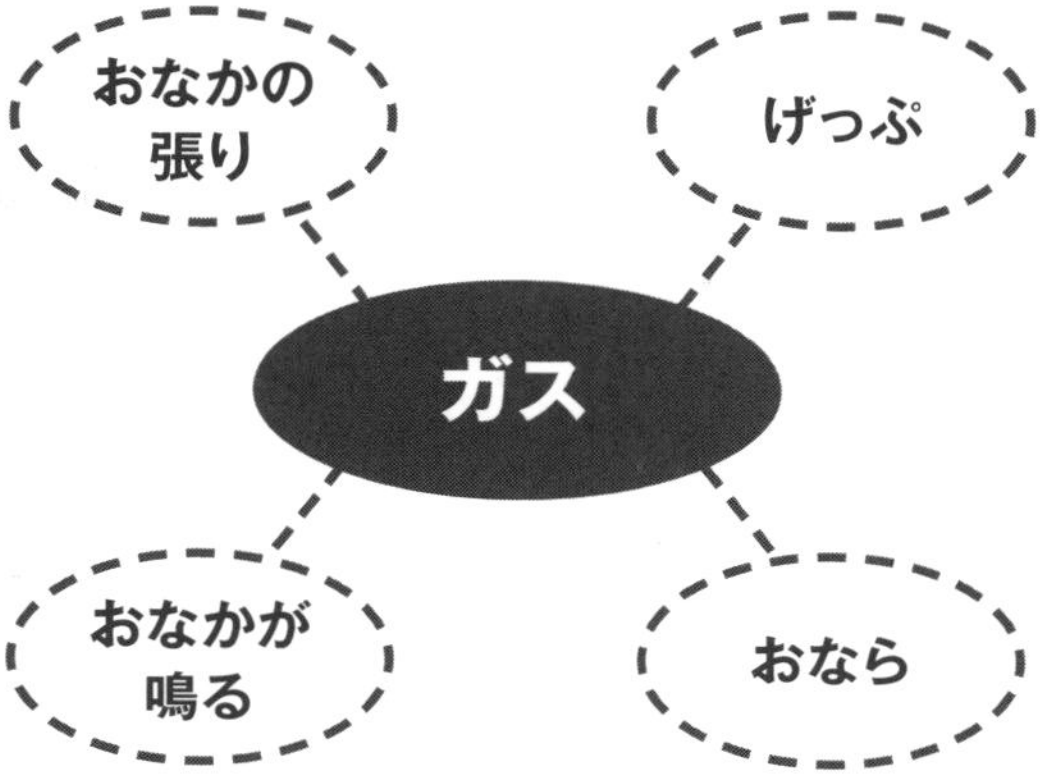

ガスが原因ではないもの

おなかの張り感などの原因はガス以外にも例えば下記のものがあります。両者とも仰向けになると、おなかは引っ込みます。これらのほか、消化器の病気が原因となっていることもあります。おなかの張り感が強い場合は、医師に相談しましょう。

姿勢の問題

おなかの中でいちばん大きな臓器は肝臓で、普段は肋骨の中にかくまわれています。その肝臓が猫背などの姿勢悪化で骨盤の中まで落ち込んでしまうため、おなかが張っているケースもあります。

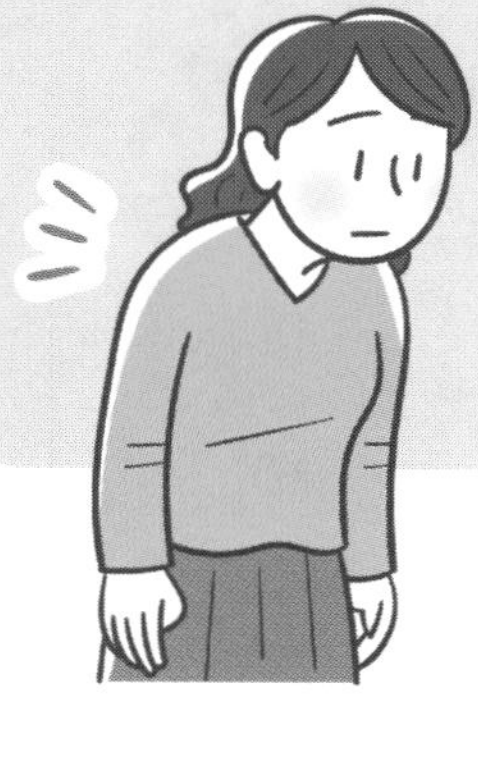

腹筋の問題

普段私たちは腹筋を緊張させています。だれでもおなかの力を抜くと重力で内臓が垂れるので、おなかが出っ張ります。

腹筋を緊張させない状態を続けていると、腹筋が弱くなり内臓を支えられなくなって、おなかの張りを感じます。

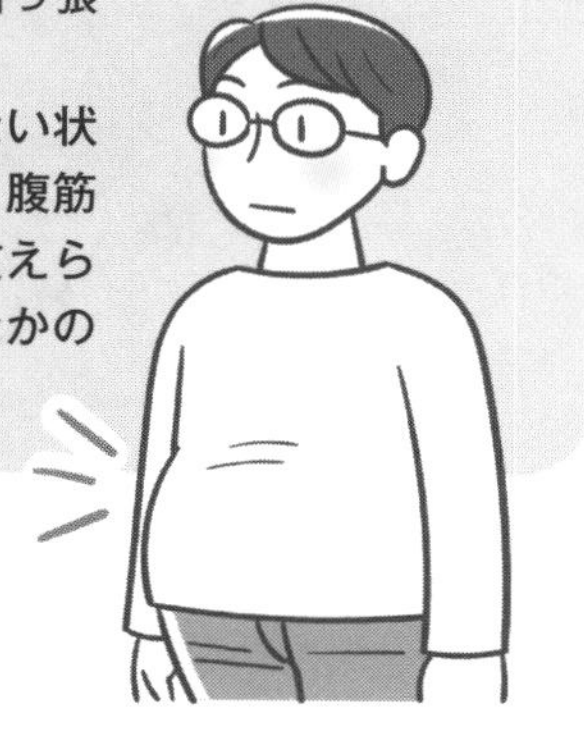

姿勢改善や、腹筋を鍛えることが治療になります。

その他の原因❶

下痢の原因は病気以外にもある

腹痛のない下痢はＩＢＳではなく、さまざまな原因で起こります。重篤な疾患から起こる場合があり要注意ですが、それ以外にも下痢の原因は日常にひそんでいます。

原因は病気や日常生活にあり

下痢は、なんらかの病気の症状として起こることが多いです。食物アレルギーや薬の副作用で下痢が起こっていることもあります。

病気以外にも、日常生活の不摂生などが原因で下痢が起こるものもあります。

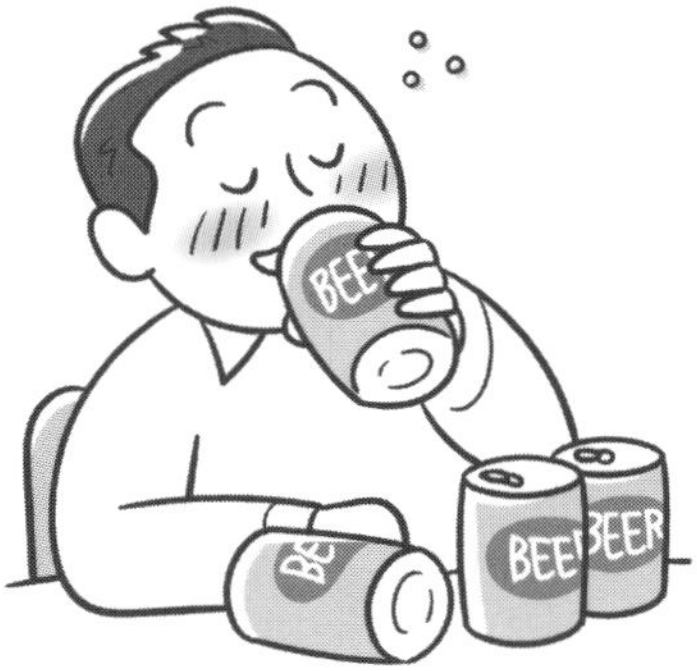

冷たいビールの飲みすぎで
下痢をする人は少なくない

原因になる病気

下痢が、なんらかの病気の症状として現れていることがあるので、その病気をみつけることが大切です。下痢以外の症状にも注目します。

食物アレルギー

特定の食材によるもの（皮膚や呼吸器にも症状が現れる）、好酸球性胃腸炎（食物等によって白血球の好酸球が増えて炎症を起こす難病）

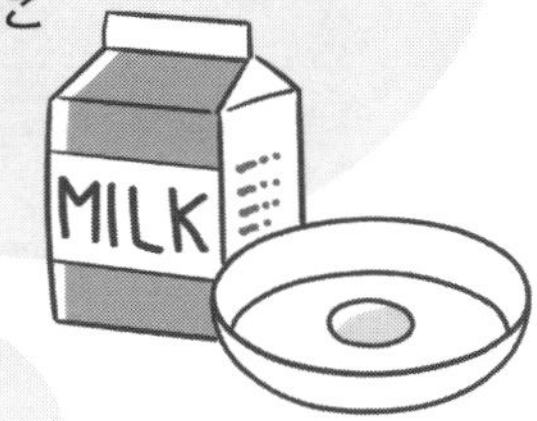

腫瘍《しゅよう》

大腸がん（→P52）、膵臓がん、胆のう・胆管がんなど

炎症

（→P51）

感染症

（→P51）

内分泌疾患

甲状腺機能亢進（発汗、手足のふるえ、体重減少などとともに下痢を起こす）など

病気以外の原因

病気ではないのに下痢が起こっていることもあります。可能であれば原因を避けます。薬が変わって下痢が起きた場合、気づいたらすぐに病院で相談しましょう。

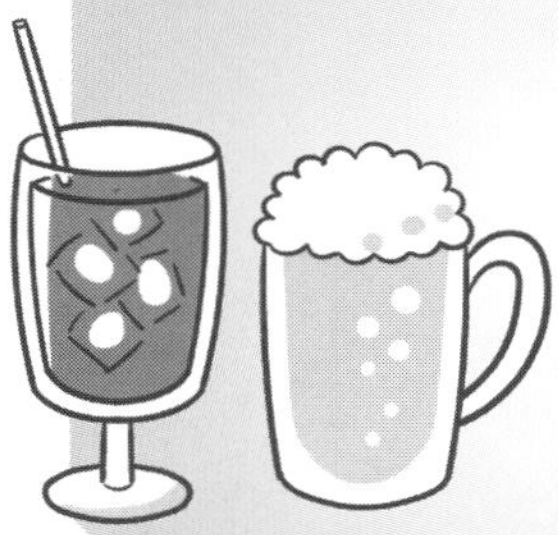

嗜好品

コーヒーやアルコールの過剰摂取、香辛料、合成甘味料。冷たい飲み物は下痢を起こしやすい

冷え

環境によるストレスで自律神経を介して下痢をするというメカニズムが想定される。下痢しやすい人はおなかを冷やさないようにしよう

暴飲暴食

アルコールや脂質など、自分でも原因はわかりやすいはず。腹八分目が健康には大切

薬の副作用

プロトンポンプ阻害薬（胃潰瘍や逆流性食道炎などの痛みや胸やけを改善する薬）、降圧薬（高血圧に用い、血圧を下げる薬）など

機能性下痢

原因となる病気がない、腹痛を伴わない下痢

日本人にはまれな「セリアック病」

セリアック病は麦のグルテンに対する免疫反応で小腸の粘膜障害が起きる遺伝性疾患です。小腸の粘膜障害の結果、IBSのような下痢やガス、腹痛が起きます。HLAという「ヒト白血球抗原」が発症と症状に関与しています。

診断は血液の抗体検査（日本では検査不可能）と内視鏡での小腸粘膜の検査でおこないます。原因のグルテン摂取をやめることで、小腸粘膜は回復します。

人口の約〇・七％にセリアック病が存在する欧米と異なり、日本ではほとんど見いだされません。ただ、症状がIBSに類似し、グルテンが「小麦」の成分であるため、FODMAP制限食が奏効する消化不良型のIBSに隠れている可能性があります。

消化不良型の人は、セリアック病でなくても下痢症状に小麦制限が有効なケースがあります。

その他の原因❷

便秘の原因は日常生活にもある

便秘とは、本来排出すべき便を十分量、かつ快適に排出できない状態です。腹痛を伴わない便秘も多くあり、腹痛を伴う場合が便秘型ＩＢＳです。急な便秘ではがんや炎症の検査が必要です。

直接の原因は大腸関連と直腸肛門関連

便秘を起こす原因は大腸関連と直腸肛門関連にあります。大腸関連では便の通過時間が遅延するものの、通過時間が正常なものの二つがあり、直腸肛門関連の原因を合わせて、合計三つになります。

便の通過時間が遅延するのは、ストレスや薬、病気のために、大腸の動きが遅くなるからです。

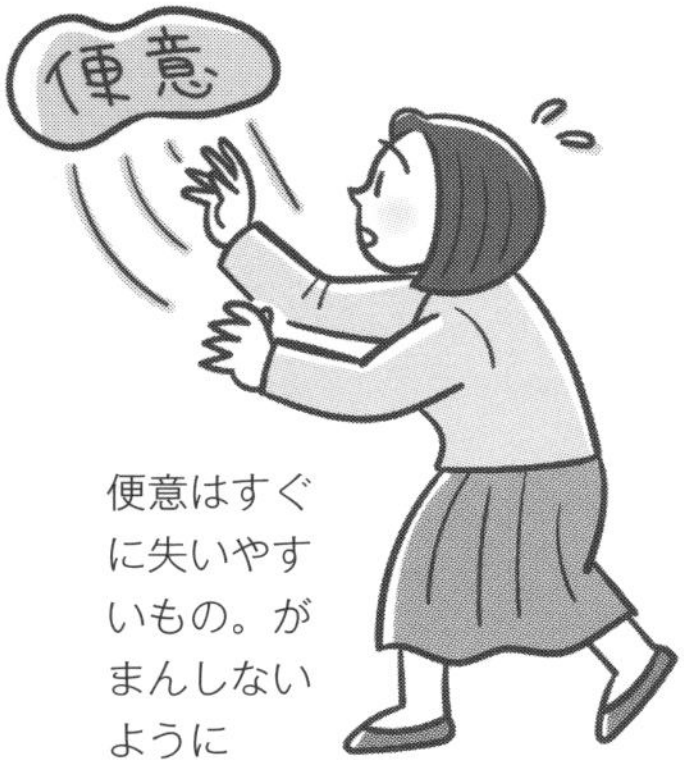
便意

便意はすぐに失いやすいもの。がまんしないように

腸の動きや形が原因

便秘は大腸と直腸の、動きや形が大きな原因です。

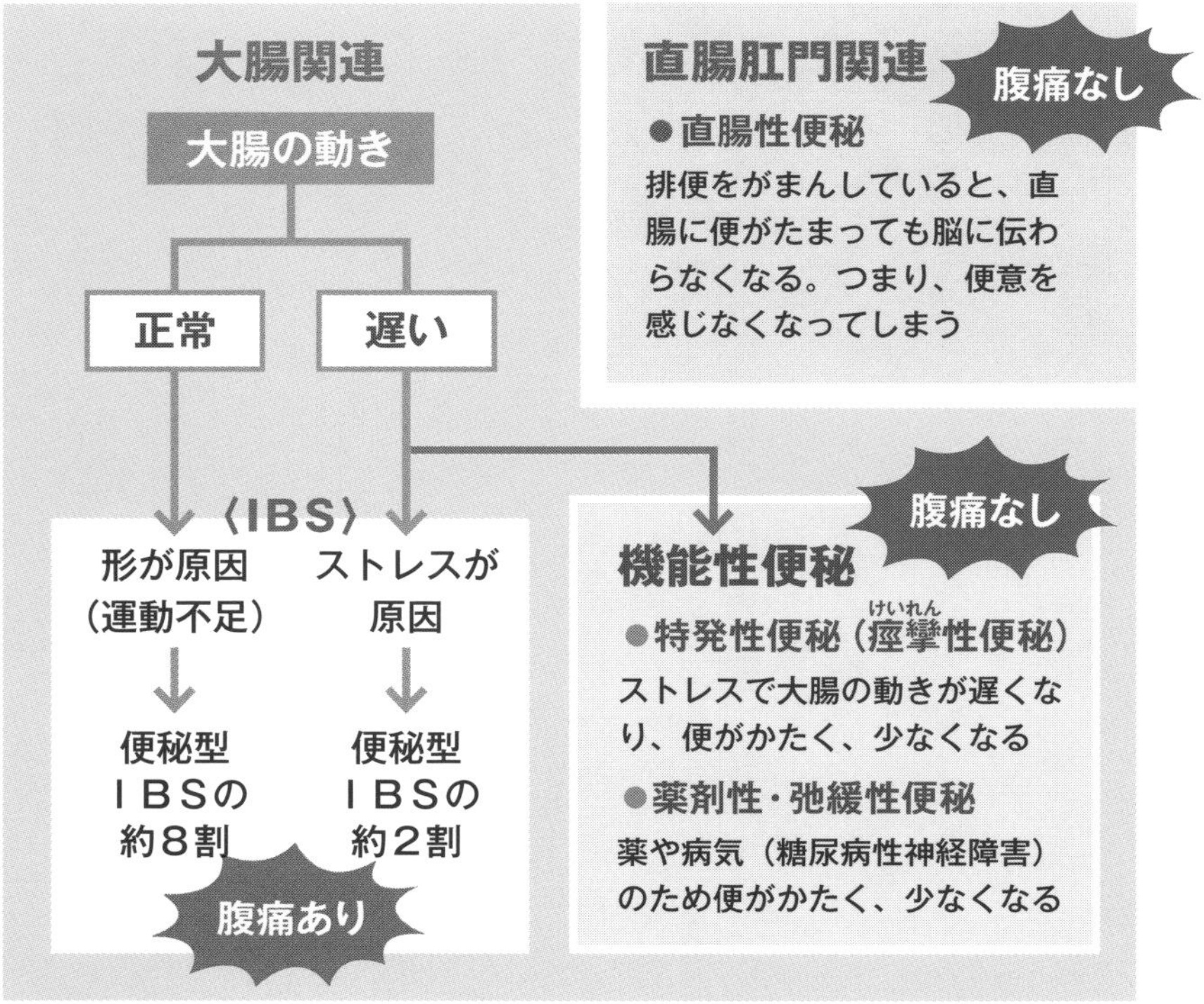
大腸関連
大腸の動き
正常
遅い
〈IBS〉
形が原因（運動不足）
便秘型ＩＢＳの約８割
ストレスが原因
便秘型ＩＢＳの約２割
腹痛あり
直腸肛門関連
腹痛なし
●直腸性便秘
排便をがまんしていると、直腸に便がたまっても脳に伝わらなくなる。つまり、便意を感じなくなってしまう
腹痛なし
機能性便秘
●特発性便秘（痙攣《けいれん》性便秘）
ストレスで大腸の動きが遅くなり、便がかたく、少なくなる
●薬剤性・弛緩性便秘
薬や病気（糖尿病性神経障害）のため便がかたく、少なくなる

日常生活の影響

大腸や直腸の動きに影響を及ぼし便秘を起こさせる原因は日常生活にあります。便秘型ＩＢＳでも、それ以外の便秘でも同じように、下記のようなことは避けましょう。このほか、季節の変わり目や女性は生理前に便秘になりやすいです。

運動不足

大腸の形に問題があっても、運動をしていれば便秘になるのは避けられます。また、運動にはストレス解消の効果もあります。

食事の量、内容

食事の量が少なければ便が形成されません。食物繊維の摂取量が少ないことも、便が少なくて出しにくい便秘の原因になります。

タイミング

便意を感じたらがまんせずトイレに行きましょう。がまんしていると便意を感じなくなります。

水分不足

食事や飲み物から一日約２Ｌの水分はとりたいもの。水分が足りないと便がかたくなります。

下剤の連用

刺激性下剤を長期間使いつづけると、大腸が動かなくなる弛緩性便秘になります（→Ｐ77）。

排便しやすい姿勢

直腸肛門関連のうち、肛門の位置の問題で便秘になっている人もいます。日本人は多くの人がその傾向があります。排便姿勢の調整が有効です。

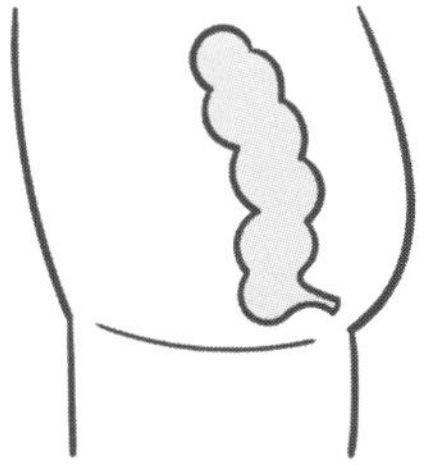

●立っているとき

直腸と肛門の角度（直腸肛門角）が鋭角でロックされている

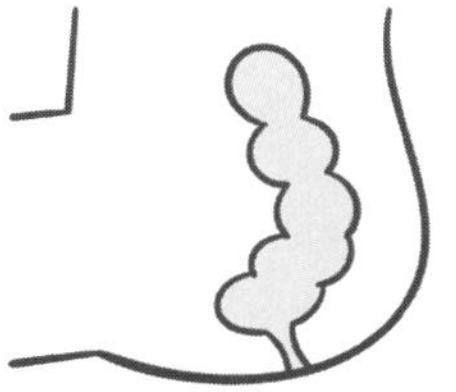

●座っているとき

直腸肛門角がゆるんで出てくる

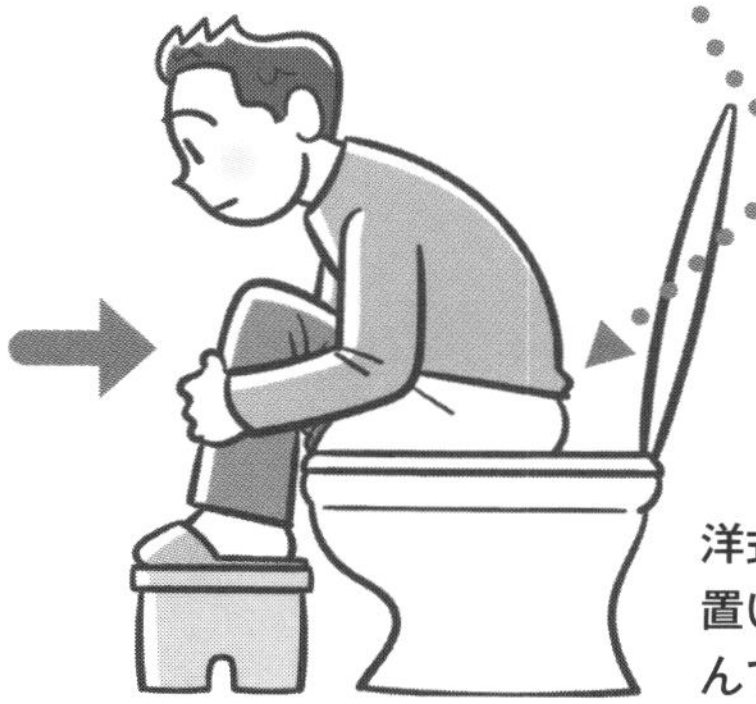

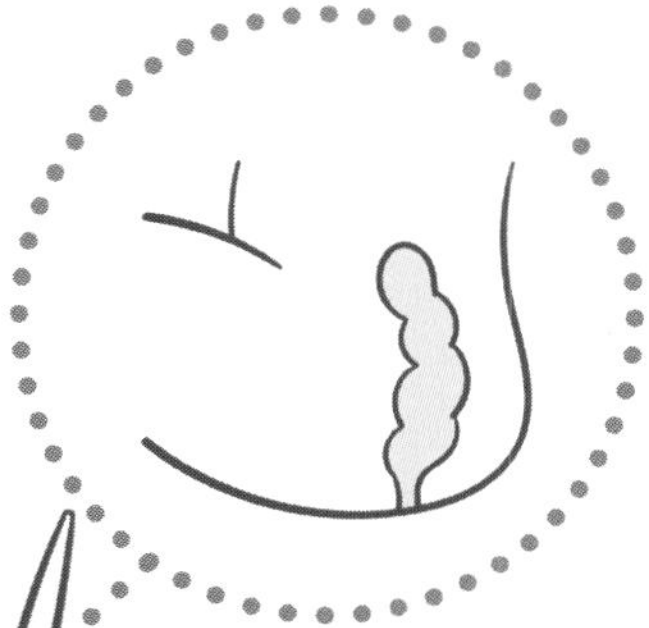

ひざを抱えこむと直腸肛門がさらにゆるみ排便がスムーズに

洋式なら足元に台を置いてひざを抱えこんでもいい

COLUMN

急な下痢には目を閉じて、腸の動きを止める

下痢が起こりそう！大ピンチ

電車に乗ったら急な便意。下痢型ＩＢＳのストレス型によくある典型的な大ピンチです。

ストレス型の下痢型ＩＢＳは、日常生活程度のストレスであれば大腸の蠕動は起きませんが、より強いストレスで大腸の蠕動が起き、下痢が起こる体質です。

強いストレスを弱める方法がある

じつは「強いストレス」を「日常生活程度のストレス」に弱める方法があります。

お化け屋敷でお化けが突如現れたとき、私たちは反射的に「目を閉じる」でしょう。子どもがおびえているとき、目を閉じさせてゆっくり呼吸させる親もいます。

「目を閉じる」という行為は視覚的刺激遮断とともに安心させる効果をもちます。

大腸内視鏡検査も麻酔なしでできる

私は患者さんに「こわい検査」と思われている大腸内視鏡検査を無麻酔でおこないます。検査の緊張でＩＢＳ患者さんに強い蠕動が起きたとき、活きるのが「目を閉じる」こと。一分もすれば大腸はおとなしくなり、内視鏡がすっと入ります。この方法は大腸内視鏡医に好評です。

究極奥義「目を閉じる」。ぜひピンチの際にご活用あれ！

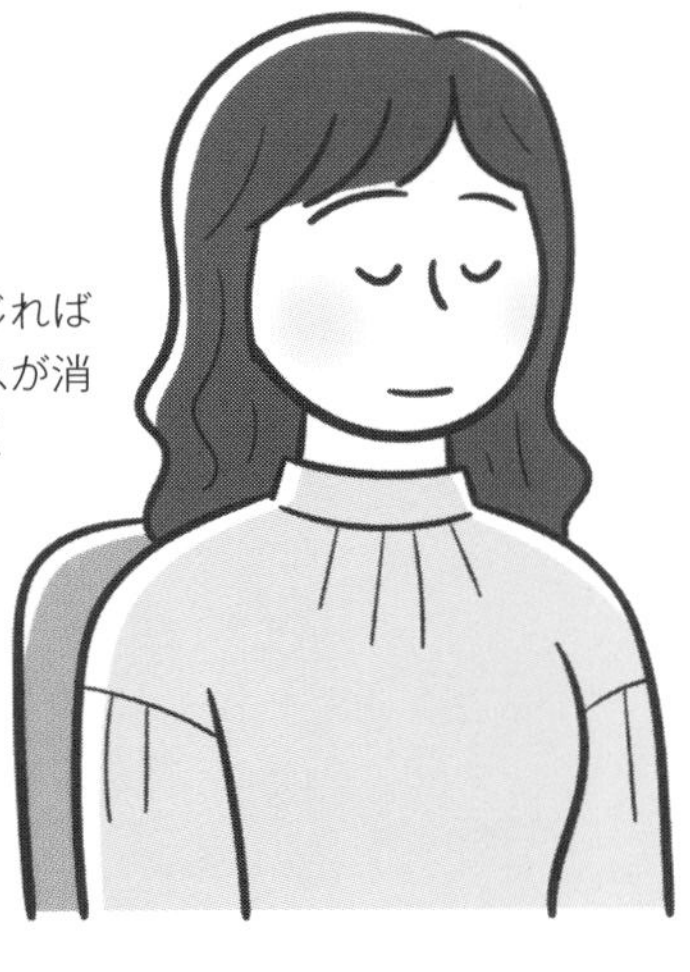

目を閉じればストレスが消えていく

2

どんなことをする?
検査と診断

腹痛や下痢、便秘で受診すると、
どのような検査を受け、どうやって診断されるのか、
不安になる人もいるでしょう。
検査や診断について知っておきましょう。

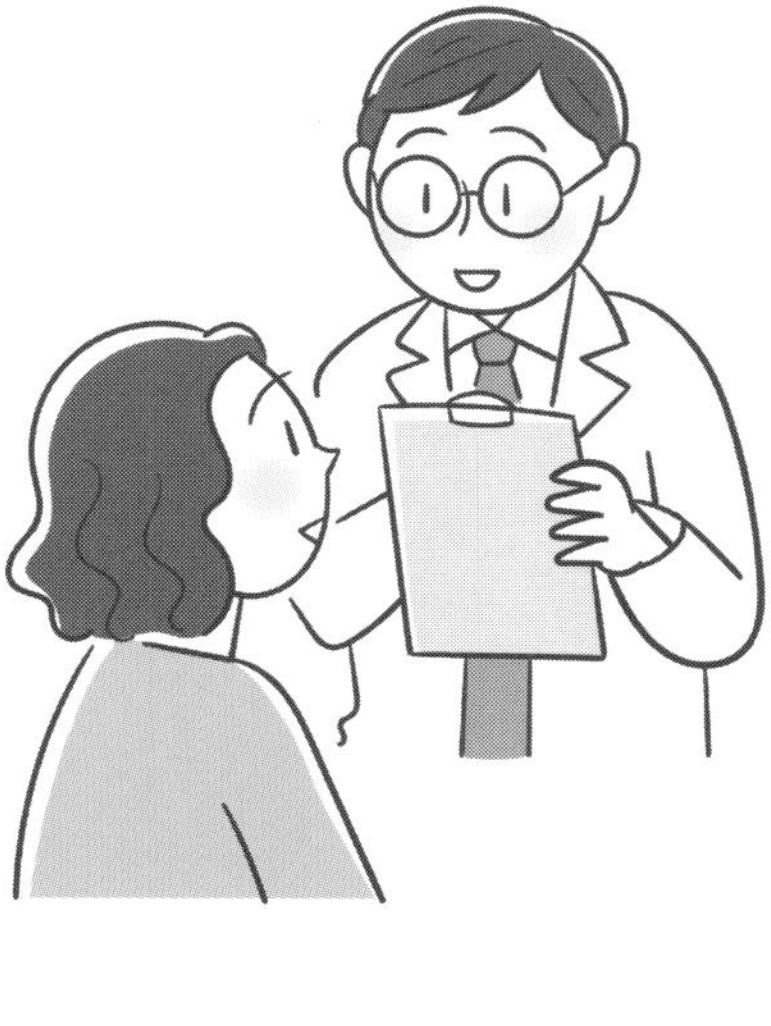

受診

信頼できる医師や医療機関を選ぶ

便秘や下痢があって腹痛がひどいときには、どういった医療機関を受診するか迷うでしょう。内科や外科など大腸の検査ができる医療機関で、ＩＢＳと適正にそして確実に診断されることが大切です。

ＩＢＳを確実に診断できる医師を

信頼できる医師を選ぶ「第一の基準」は、隠れている病気を適切に除外できることにあります。

ＩＢＳの症状、とくに下痢を起こすがんや炎症性の病気は多いです。まずはそれらの病気ではなくＩＢＳであることを確実に診断できることが大切です。

ＩＢＳの主たる原因は四つありますが、これらを見分けることは簡単ではありません。腸の形、食事内容によるＩＢＳについての診断・治療の経験が豊富な医師も多くはありません。

まずはかかりつけ医を受診して相談し、検査ができる医療機関を受診しましょう。

年代別の受診の注意点

ＩＢＳかもしれないと考えたとき、どういった医療機関を受診するか、とくに注意したい点を年代別に挙げてみます。

〈30代以下は〉

潰瘍性大腸炎やクローン病などの病気が隠れていることがあります。症状がよくならない場合は、検査目的で総合病院に紹介してもらうというのがおすすめです。

〈40代は〉

がん年齢にかかる年代なので、信頼のおける医療機関でまずは器質的疾患（→Ｐ46）の除外を含めて診療を受けることをおすすめします。治療がうまくいかない場合はＩＢＳを得意とするクリニック、ストレスが関与する場合はメンタルクリニックを受診という流れです。

〈50代以上は〉

がん年齢なので、がんや重篤な病気の除外が最優先になります。内視鏡やＣＴなどの検査ができる、信頼できる医療機関にかかりましょう。

受診後の流れ

年齢にもよりますが、がんや炎症などの器質的疾患が除外されたうえで、「排便障害に伴う腹痛」としてＩＢＳと診断され、治療が始まります。メンタル面の影響が大きい場合は、メンタルクリニックへの受診が必要なことがあります。

●問診

症状などを医師に伝える。下記のようなことを聞かれる。かかりつけ医がある場合、総合病院を紹介してもらうとよい

▽

〈聞かれること〉

- いつごろから症状があるか
- 症状の程度（一日に何回くらいトイレに行くか、どのくらいの時間がかかるか）
- 症状がひどくなるきっかけ
- 思い当たるストレスがあるか
- 症状が現れる日時、休・平日、時間帯など
- 腹痛、発熱、吐き気、体重減少などの症状
- 便の状態（細い、かたい、血液が混じっているなど）
- 家族に同じような症状の人がいるか

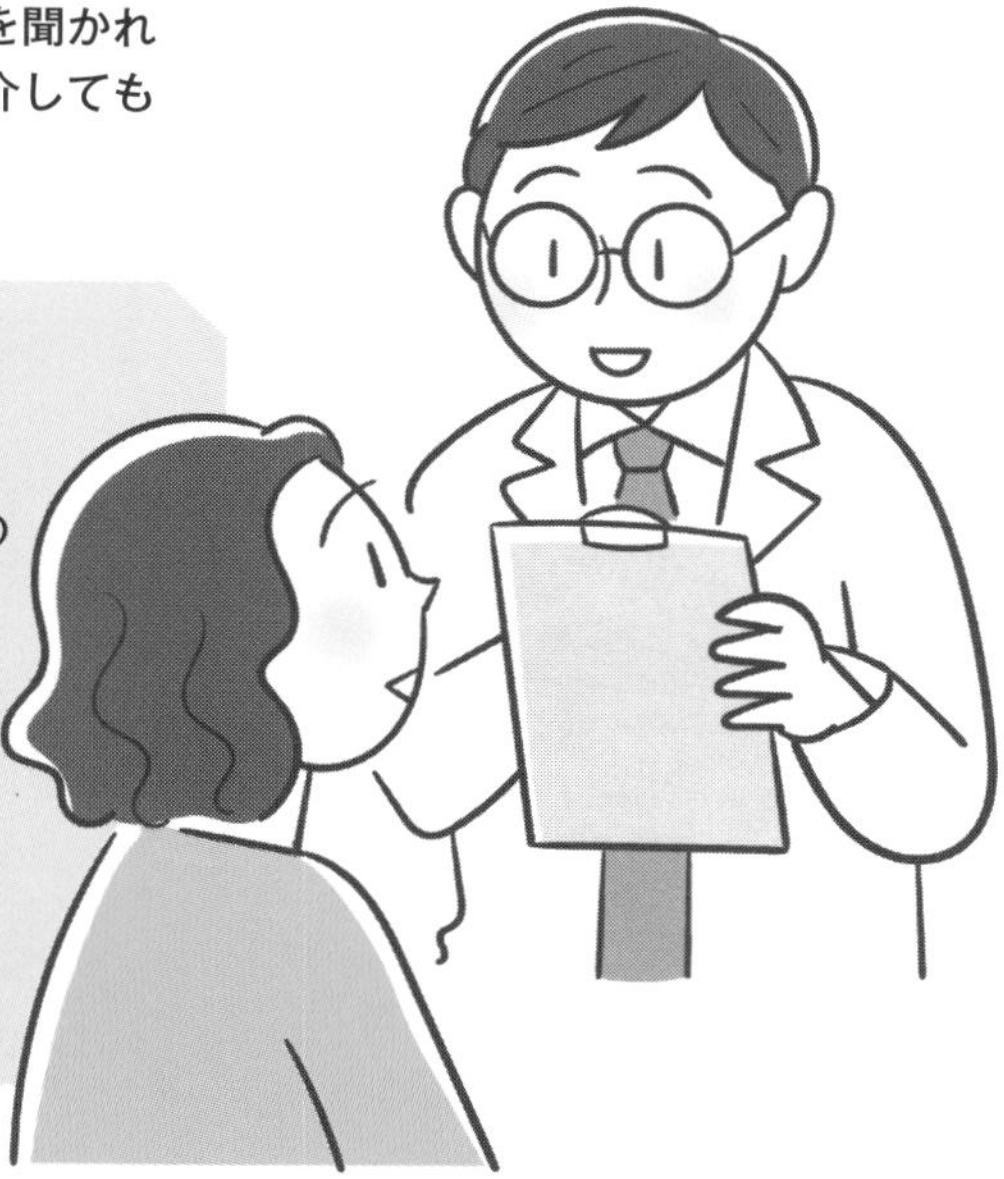

ＩＢＳには関係ないかもしれないと思っても、医師からみると重要な情報もある。進学、就職、異動、引っ越しなどの日常生活の変化も伝えよう

▽

●検査

必要に応じて、採血や腹部エックス線撮影、CTやエコー、内視鏡検査をおこなう

▽

●診断

上記の検査で異常がない場合、診断基準に照らし合わせて診断

▽

●治療

生活習慣の指導や、薬物療法などで、経過をみながら治療していく

➡

［IBS診療が得意なクリニック］

症状が改善しない場合、ＩＢＳが得意なクリニックなどを紹介してもらうこともある

➡

［メンタルクリニック］

メンタルの影響が大きく、症状が改善しない場合、心療内科やメンタルクリニックなどを受診することもある

診断❶

混同されやすい病気を除外する

ＩＢＳの診断で重要なのは、症状が似ているけれど命にかかわる病気を除外して、ＩＢＳだと正しく診断されることです。

命にかかわる病気を除外していく

ＩＢＳ以外の原因で下痢が起こることがあると記載した（→Ｐ38）ように、下痢の原因は多岐にわたります。そのなかには、悪性度の高いがんや治療が難しい炎症性腸疾患など、見逃してしまうと命にかかわる病気が少なくありません。便秘も同様で、病気が隠れていることがあります。

ＩＢＳを適切に診断するため、ＩＢＳ診断フローチャート（左図）では、そういった「器質的疾患」の除外に大半の項目が費やされます。「器質的疾患」が除外されて初めてＩＢＳと診断され、治療が始まります。器質的疾患の除外は治療の第一歩といえるでしょう。

器質的疾患とは

ＩＢＳの診断を受けるために、器質的疾患が機能性疾患とはどう違うかを知っておきましょう。

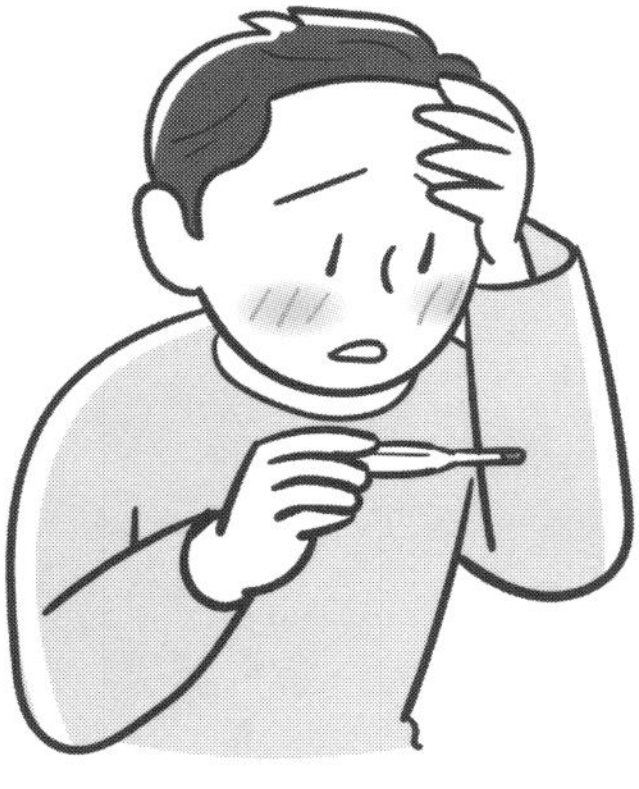

発熱はＩＢＳでは現れない症状で器質的疾患の可能性がある

器質的疾患

内臓そのものに異常があって症状が現れている病気。異常は検査でみつかる。がんや潰瘍性大腸炎など

機能性疾患

内臓そのものに異常がないのに、はたらきが悪くなり、なんらかの症状が現れている病気。ＩＢＳや便秘など

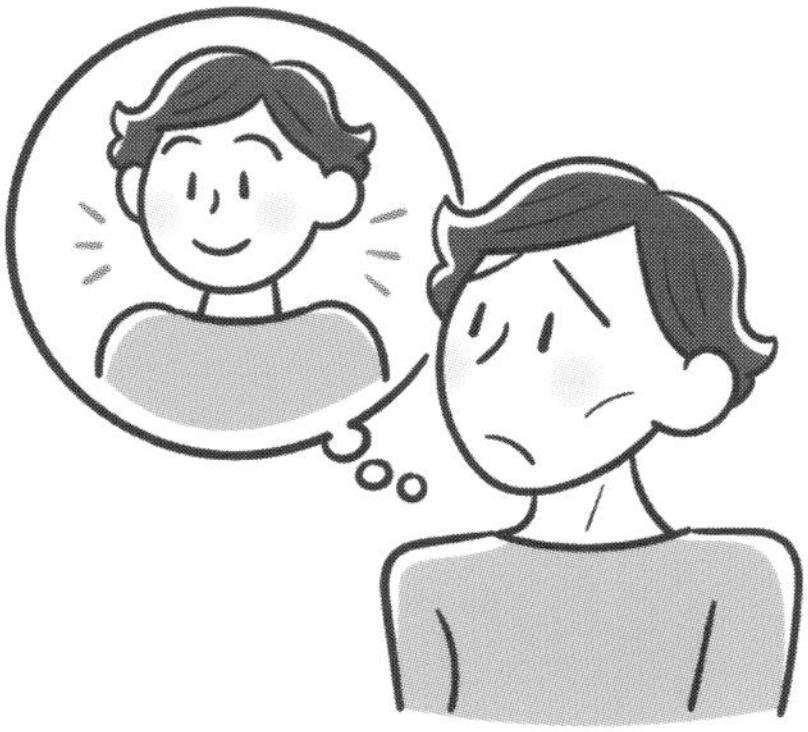

体重減少はＩＢＳでは起きにくい

診断までの流れ

ＩＢＳと診断されるまでの流れは、患者さんにも知っておいてほしいことです。医師は一つひとつの段階でチェックをおこない、その項目がないことを確認して次に進み、最終的に診断に至ります。これは「除外診断」という方法です。

腹痛・その関連症状かつ／または便通異常が続いている

腹痛と便通異常、あるいはそのいずれかが３ヵ月の間に間欠的に生じるかもしくは持続する。急性の腹痛、急性の便通異常の場合はＩＢＳ以外の疾患を念頭に進める

↓

警告症状・徴候があるか

発熱、関節痛、血便、６ヵ月以内の予期せぬ３kg以上の体重減少、異常な身体所見（腹部腫瘤、腹部の波動、直腸指診による腫瘤、血液の付着など）を代表とする、器質的疾患を示唆する症状と徴候

ある → 大腸内視鏡検査へ

↓ ない

危険因子があるか

50歳以上での発症、大腸器質的疾患の既往歴または家族歴があるか。また、患者さんが希望する場合も大腸検査に進む

ある → 大腸内視鏡検査へ

↓ ない

通常検査で異常があるか

血液生化学検査（血糖を含む）、末梢血球数、炎症反応、ＴＳＨ（甲状腺ホルモン）、尿一般検査、便潜血検査、腹部単純エックス線写真。このなかで便潜血陽性、貧血、低たんぱく血症、炎症反応陽性のいずれかがあれば大腸検査に進む

ある → 大腸内視鏡検査へ

↓ ない

診断基準に照合

RomeⅣの診断基準（→Ｐ48）を満たすかどうか照合する

満たす → **IBS**

満たさない → **IBS以外の機能性消化管疾患**

大腸内視鏡検査（もしくは大腸造影検査）で異常があるか

個別の症状・徴候・検査値に応じて、大腸粘膜生検、上部消化管内視鏡検査、腹部超音波、便細菌検査、腹部ＣＴ、小腸内視鏡、小腸造影、腹部ＭＲＩ、乳糖負荷試験などが鑑別診断のために必要になることがある

ない → 診断基準に照合へ

ある → **器質的疾患**

『機能性消化管疾患診療ガイドライン2020 改訂第2版 過敏性腸症候群（IBS）』日本消化器病学会編集（南江堂）より一部改変

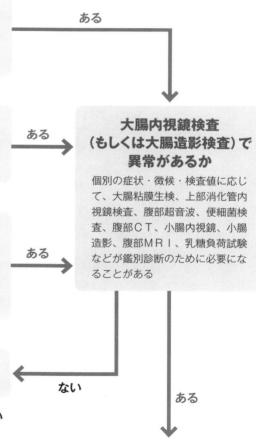

診断❷

便の状態から病型が診断される

ＩＢＳと診断されたら、次に便の形状から病型が診断されます。病型は大腸の動きを示唆するので、ＩＢＳの原因をさぐるために役立ちます。

ＩＢＳの診断と病型の決定

一般的な検査や大腸内視鏡検査で異常が発見されない場合は、ＩＢＳの診断基準に照合します。

ＩＢＳの診断基準をまとめると「排便の変化に伴う反復する腹痛」です。ここで重要なのは、症状は「腹痛」とその「頻度」で、排便の変化が腹痛のきっかけになるものがＩＢＳです。

次に病型が決定されます。ＩＢＳの病型は便形状の分布のみで決定されます。意外なことかもしれませんが、便の形状の分布をみることで腸の動きを推測することができるのです。ＩＢＳの原因をさぐるためにも病型分類は重要となります。

ＩＢＳの診断基準

ＩＢＳの診断は2016年に発表されたRomeⅣ診断基準でおこなわれます。この診断基準で、特徴となる点を挙げてみます。

- くり返す腹痛が
- 最近３ヵ月のなかで、平均して１週間につき少なくとも１日以上あり
- 下記の２項目以上の特徴を示す
  1）排便に関連する
  2）排便頻度の変化に関連する
  3）便形状（外観）の変化に関連する

※少なくとも診断の６ヵ月以上前に症状が出現し、最近３ヵ月間は基準を満たす必要がある

症状は腹痛
腹痛がない便秘や下痢はＩＢＳではない

頻度
くり返すことが特徴

急性ではない
症状が長期間続いている

変化がきっかけ
便秘や下痢など、排便の変化が腹痛のきっかけになっている

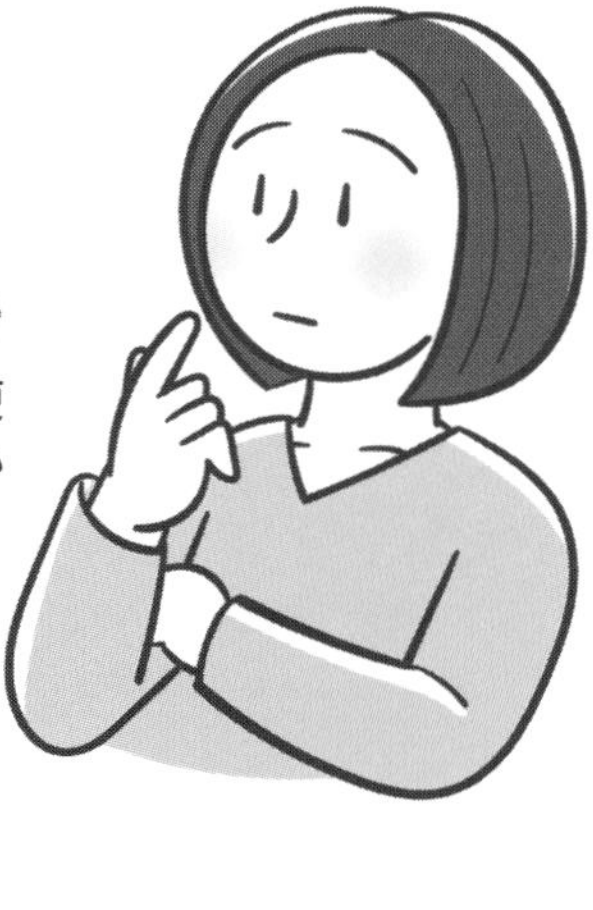

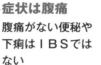

ＩＢＳについて確認しよう。誤解をしていたと気づく人もいる

※成人の場合

病型の決定

ＩＢＳの病型は2006年に発表された病型分類が継続して使われ、便形状の傾向で下痢型・便秘型・混合型・分類不能型が決まります(→P17)。便形状は下記の「ブリストル便形状スケール」で判定します。

Type	便の形状			
1	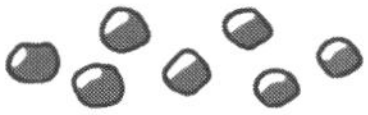	小さな塊が分離した木の実状のかたい便。通過困難	**便秘** かたい便	
2		小さな塊が融合したソーセージ状のかたい便		
3	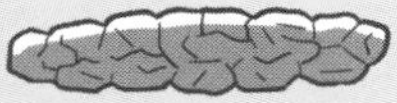	表面に亀裂のあるソーセージ状の便	**健常** 普通便	**健常の範囲**
4	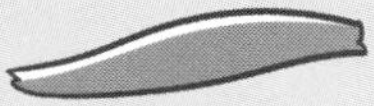	平滑でやわらかいソーセージ状の便		
5	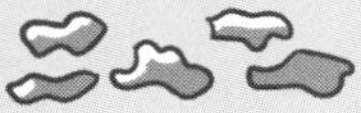	小さな塊の辺縁が鋭く切れた軟便。通過が容易		
6	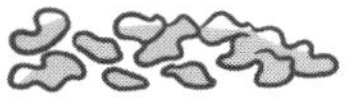	不定形で辺縁不整のくずれた便。ゆるい便	**下痢** ゆるい便	
7	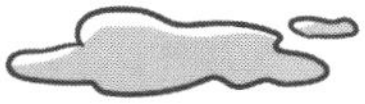	固形物を含まない水様便。ゆるい便		

大腸の動きがわかる

腸の中を内容物があっという間に通り過ぎると便は水様Type７や泥状Type６になります。

長いこと腸の中に留まると栄養分や水分が吸収されつくして兎《うさぎ》の糞のようなかたい便Type１やごつごつした便Type２になります。

ちなみに理想とされるバナナ状便はType４（ソーセージ状便）です。世界的にType３～５が出しやすい便とされますが、日本人はバナナ状の便Type４でないとスッキリしないと言う人が少なくありません。

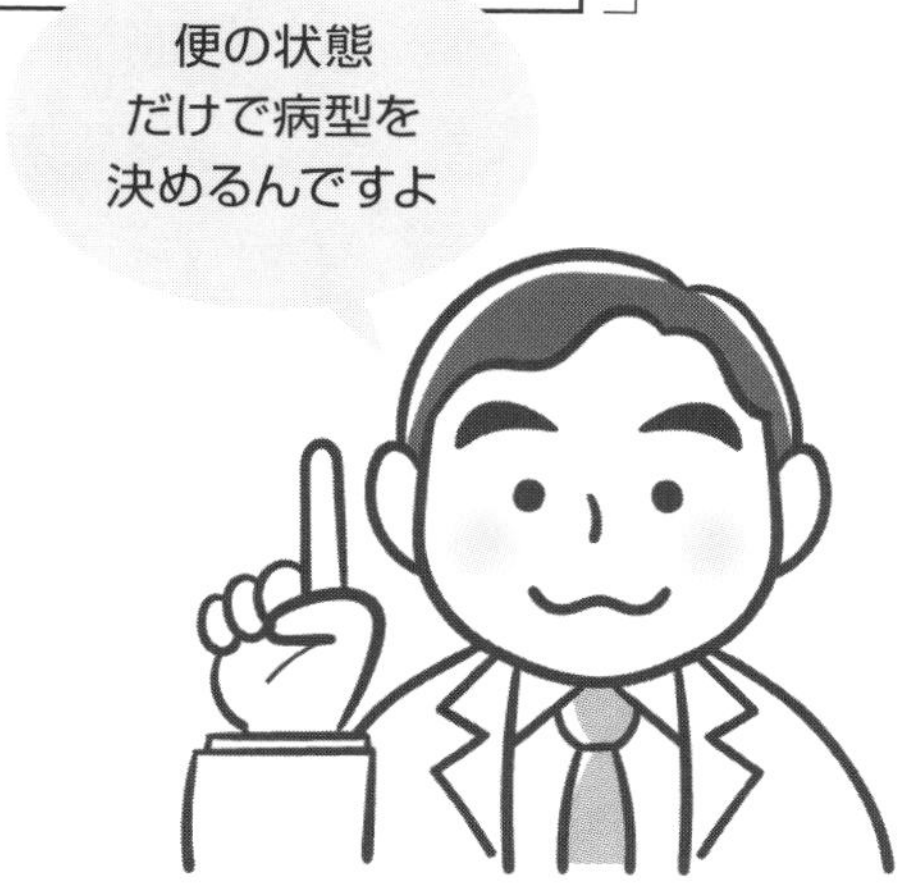

混同されやすい病気❶

感染症や炎症性腸疾患、腹部の病気

IBSの診断基準には、六ヵ月以上前から症状があり、直近三ヵ月は診断基準を満たすことが必要とあります。命にかかわることもある「器質的疾患」を除外するうえでも重要なのがこの項目です。

症状が急激に悪化するのはIBSではない

IBSの原因は「体質」なので、環境によって症状が変化したり、対処のまちがいで悪化したりすることはありますが、急激に悪化することは通常ありません。

ですから、症状が急激に悪化したなら、それはIBSではありません。

悪性疾患は急に進行して症状の変化がある

感染性腸炎は急激に症状が悪化しますし、炎症性腸疾患やがんも比較的短期間に進行します。

診断基準に「六ヵ月以上前から症状があり、直近三ヵ月は診断基準を満たす」という項目があるのは、これらの器質的疾患を除外する目的もあります。

器質的疾患の、特にがんや炎症性腸疾患は、通常半年で症状が悪化します。一方、感染症などによる下痢は通常一ヵ月以内に改善してしまいます。

上記の項目を満たすことで「器質的疾患」ではないIBSを的確に診断し、原因に対する治療ができるようになります。

IBSにはない症状

腹痛、下痢、便秘といった症状があっても、IBSにはない症状がみられたら、おもに器質的疾患を疑います。

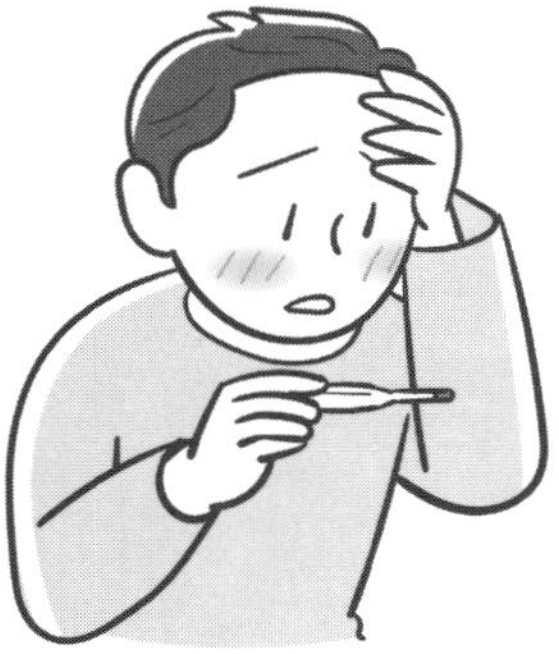

●発熱

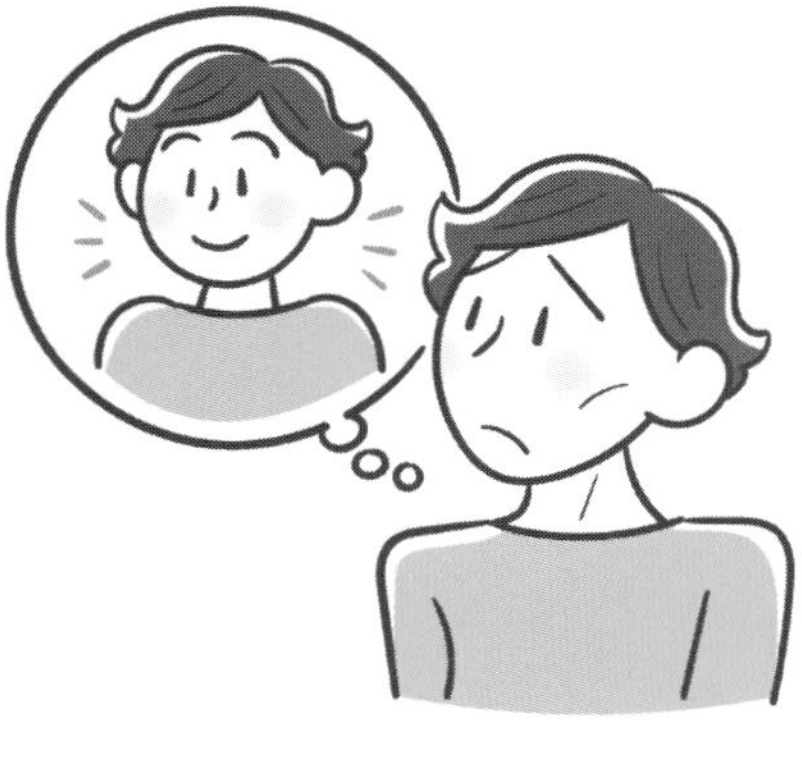

●体重減少

６ヵ月以内に体重が３kg以上減少したり、血便、貧血などがみられたりしたら、おもに器質的疾患を疑う

感染症

急激な悪化は、感染症にかかっている可能性があります。下痢、腹痛のほか、吐き気、発熱などが現れます。自然治癒することが多いです。

細菌性

サルモネラやビブリオ、大腸菌などに感染して発症します。

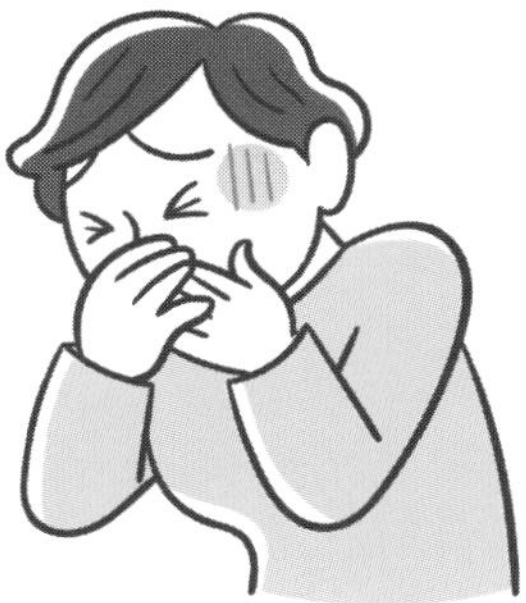

発熱や嘔吐《おうと》、吐き気などの症状が急に現れる。短期間で回復する

ウイルス性

ノロウイルス、ロタウイルスなどに感染して発症します。

下痢を起こす炎症性疾患

慢性に腸管に炎症を起こす病気を炎症性腸疾患といい、原因不明で長期にわたり、難病指定されているものもあります。また、膵臓が炎症を起こしても下痢を起こします。

潰瘍性大腸炎

大腸に炎症が起こり、下痢や血便があり、腹痛を伴います。原因不明で炎症は長期にわたり、自然治癒は少なく、難病指定されています。

クローン病

大腸、小腸、肛門など広く炎症が起こります。小腸にあながあいたり、癒《ゆ》着《ちゃく》したり、狭窄《きょうさく》を起こしたりして、下痢、発熱、血便、貧血などが現れます。難病指定されています。

慢性膵炎

ＩＢＳの「消化不良型」と同様に、脂質の摂取で下痢が起こります。膵臓の消化酵素不足による脂質の消化不良でこうした症状が起こることがよく知られています。

脂質の制限や消化酵素の補充がおこなわれます。

大腸がんでは下痢も便秘も起こる

IBSに似た症状が起こる病気に大腸がんがあります。便秘、下痢のほか血便や下血、貧血なども現れます。腸ねん転では、激しい腹痛が急に起こります。

大腸がんが進行すると下痢が多くなる

大腸がんや腸ねん転で大腸が細くなると、かたい便で便秘になると考えがちです。でも実際に起きるのは下痢症状が多いのです。

確かに腸が狭くなると便が引っかかって出にくくなります。かたい便がつまるとその時点で腸閉塞を起こしあっという間に致命的になるはずです。

ところが、便が出にくくなると腸が水分を出し、かたい便を溶かして、狭いところから出そうとするのです。

便がつまりそうなとき逆に下痢が起こる

腸ねん転の治療は内視鏡でねじれを戻しますし、大腸がんで大腸が細くなったときにステントという管を入れます。そのときに腸の中に残っている便はかたい便ではなく下痢便なのはそのためです。

腸ねん転や大腸がんで腸が狭くなったとき、大腸内の便が下痢便や泥状便なのは、つまってしまうのを防ぐ防御反応です。

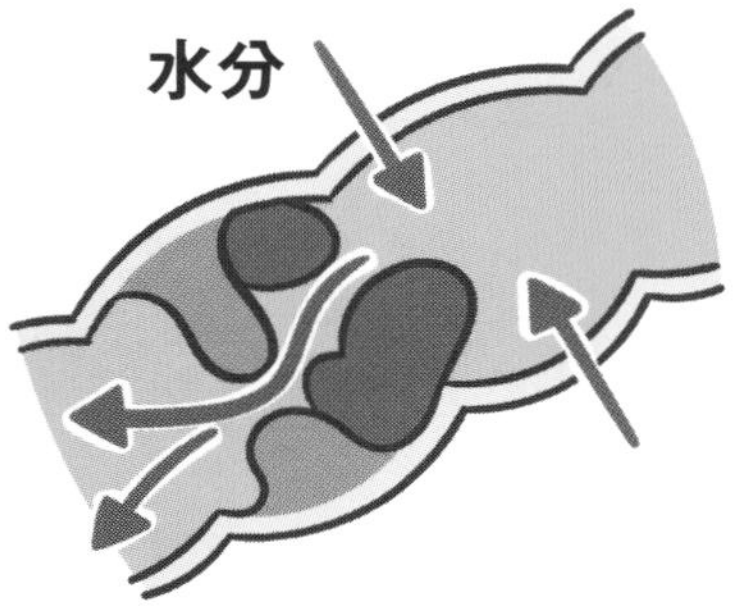

引っかかったり、狭くなったりして便が出にくくなると、腸から水分が出て、流し出そうとする

大腸がんには「なりやすさ」がある

大腸がんは現在、がんのなかでもっとも多いです。大腸がんにはなりやすさがあり、次のような要因が挙げられています。

・大腸がんの家族歴
・他部位のがんの既往
・五〇歳以上
・体形（肥満、高身長）
・食事（飲酒、赤身肉・加工肉）

一方、大腸がんを防ぐ要因も挙げておきましょう。

・中～高い強度の運動
・食物繊維の摂取

（国立がん研究センター、がん情報サービスより）

四〇歳以上の人は、定期的な大腸がん検診を受けましょう。

ＩＢＳと似た大腸の病気

下痢、便秘があってＩＢＳと症状が似ている大腸の病気のなかには、命にかかわるものがあります。症状の現れ方や、ＩＢＳにはない症状に注意します。

大腸がん

初期には症状がなく、腹痛もありません。気づかないうちに進行すると、便秘、下痢が現れます。

便潜血検査を定期的に受け、陽性になった人は大腸内視鏡検査を受けましょう。「なりやすさ」をもっている人もこの検査を考えましょう。早期に発見すれば、内視鏡で多くは治療が可能です。

大腸がんで死亡する人は
男性２位、
女性ではトップ

部位別がん死亡数（2022年）

男性		女性	
１位	肺	１位	大腸
２位	大腸	２位	肺
３位	胃	３位	膵臓
４位	膵臓	４位	乳房
５位	肝臓	５位	胃

「2022年人口動態統計（確定値）」（厚生労働省）

腸ねん転

なんらかの原因で腸がねじれてしまう病気で、Ｓ状結腸に起こることが多いです。慢性的な便秘のほか、先天的な要因、加齢、薬の副作用なども影響します。強い腹痛、吐き気、嘔吐が急激に現れ、大腸が壊死することがあります。緊急の対処が必要です。

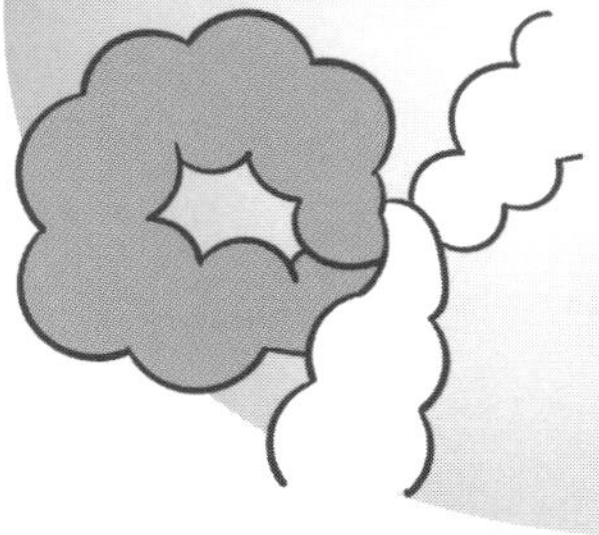

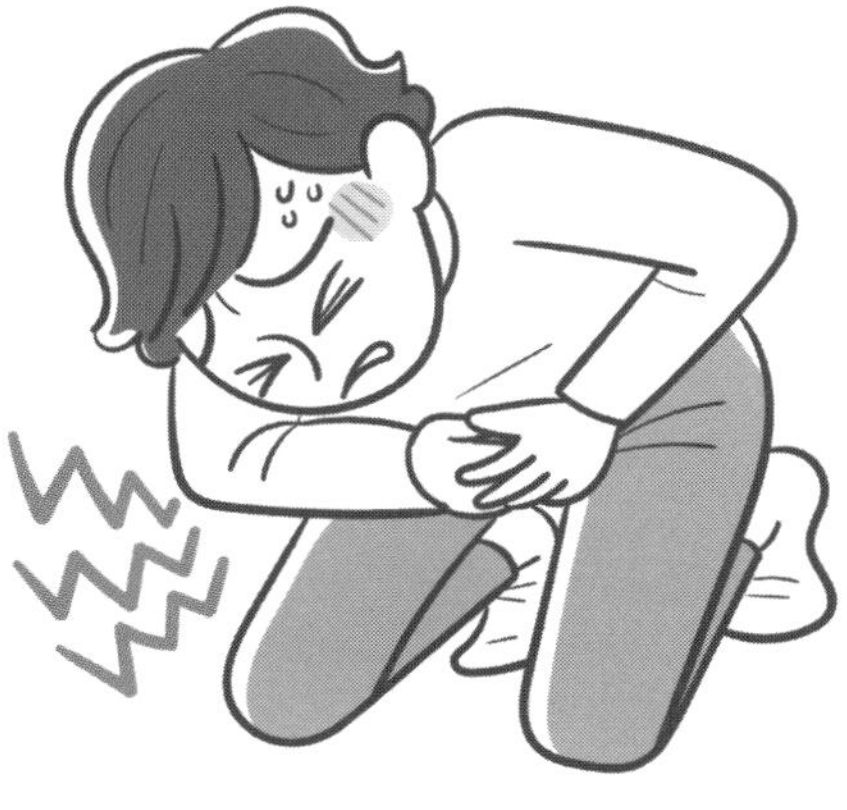

突然、ショック状態になるほどの激しい腹痛におそわれるのは、腸ねん転かも。救急で受診を

検査①

血液検査など一般的な検査から始める

IBS以外の、下痢や便秘を起こす病気たち――。これらをすべて除外しなくてはいけません。まず一般的な検査から始め、腹部の検査、さらには全身の検査が必要なこともあります。

除外診断のための一般的な検査

ＩＢＳを診断するための検査としては、まず血液検査や便の検査といった定期健診でおこなわれるような一般的な検査から始めます。結果をみながら、さらに次の検査に進みます。腹部の検査をはじめ、大腸の検査や全身の検査が必要なこともあります。

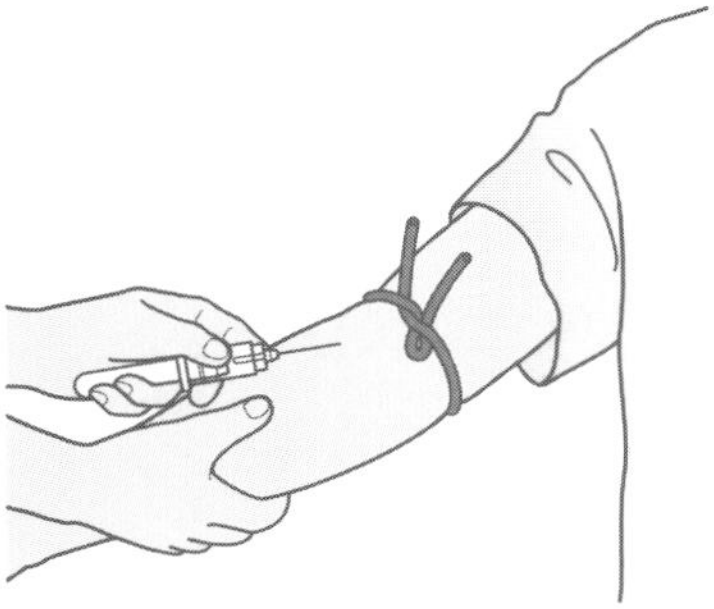

採血をして、さまざまな数値を確認する

一般的な検査

血液や尿の検査、便の潜血検査は、定期健診で受ける検査ですが、みる項目が少し違います。

【血液検査】

体の中の炎症、内臓の機能、ホルモンの状態をみます。

ＩＢＳの診断のためには、次のような項目をみます。

- 末梢血球数（赤血球、白血球、血小板の数を調べる）
- 血液生化学検査（肝機能、膵機能、腎機能など、血液中の成分を分析してみる）
- 炎症反応
- 甲状腺ホルモン

【便潜血検査】

便に血液が混じっていないかを調べます。消化器に炎症、腫瘍、潰瘍《かいよう》があると、便に血液が混じるからです。

【尿一般検査】

尿たんぱく、尿糖の数値から、腎臓のほか、泌尿器の状態もみます。

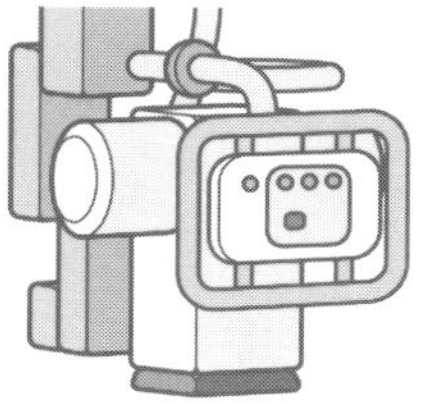

おこなうことがある検査

一般的な検査で数値の異常などが発見されたら、次の検査に進みます。医療機関によっては下記のほか、ＣＴやＭＲＩをおこないます。また、便潜血陽性、貧血、低たんぱく血症、炎症反応などから、大腸内視鏡検査に進むこともあります。

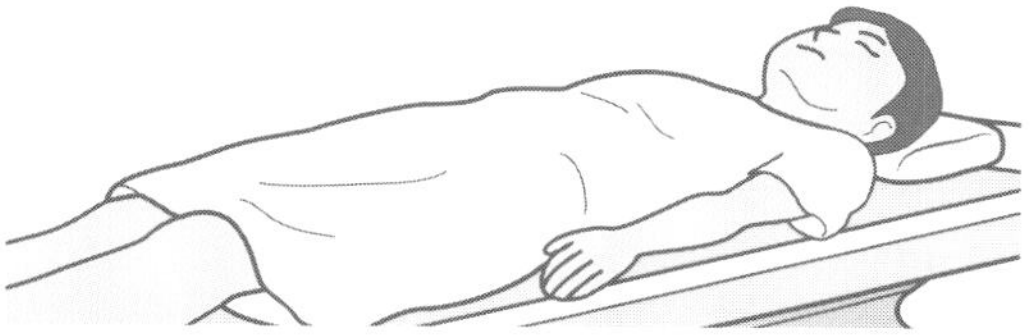

【エックス線検査】

腹部単純エックス線検査といい、肺の検査と同様に、腹部を撮影します。肝臓や腎臓のシルエットとともに便やガス、腸の形がみえます。

大腸内視鏡検査の普及により、20年ほど前からバリウムを注入する大腸造影検査は、ほとんどおこなわれていない

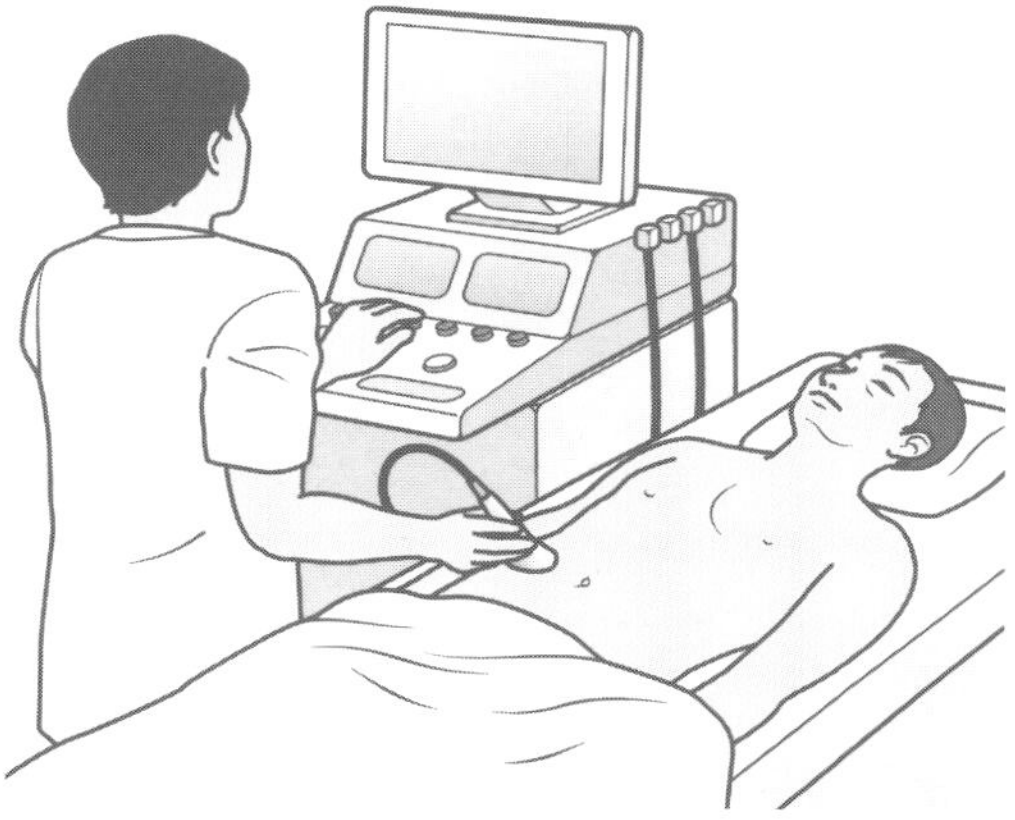

【超音波検査】

腹部のほか、甲状腺など全身をみることができます。

腹部エックス線検査はもっと活用しても

画像診断技術の進歩で、腹部エックス線をとばしてＣＴやＭＲＩが撮影されることが増えました。実際の診察場面で腹部エックス線を撮られた方は少ないと思います。

しかし、ＩＢＳや便秘で問題となる便やガス量を客観的に評価する点で、腹部エックス線はＣＴやＭＲＩ以上に向いています。また、普段私たちが過ごす時間の長い立位や座位での状況評価は腹部エックス線でしかできません。

私は学会や論文で腹部エックス線を用いた診療について解説をおこなっています。

ＩＢＳや便秘では、自覚症状とおなかの中の実際が乖離《かいり》していることがあります。実際の状況を知って病態を推測し、治療目標を設定するのはとても大切です。

腹部エックス線検査を希望する場合は、医療機関に「ＩＢＳでおなかの状況をレントゲンで診てもらうことはできますか」などと確認のうえ、受診してください。

検査②

内視鏡検査は診断に欠かせない

大腸内視鏡検査というと大変で苦痛が強い検査というイメージをもつ人が多いと思います。しかし、大腸の中を直接みることができるので、病気の発見や治療に欠かせない検査です。

IBS患者さんには大変な検査になることも

大腸内視鏡検査は、受ける人によって大変さが大きく違います。

私は内視鏡をスムーズに通過させる「浸水法（→P58）」を開発しましたが、そもそも適切に検査がおこなわれれば、痛みどころか違和感もない検査です。

その痛くないはずの検査で痛みを感じやすく、検査じたいも難しいのがＩＢＳ患者さんです。左ページに挙げた二つの理由で、ＩＢＳ患者さんの大腸内視鏡検査は、無症状の人の約二倍以上の時間を要します。

大腸内視鏡を入れにくければ便も出にくいのは、理解しやすい現象でしょう。

大腸内視鏡検査の進め方

下記は、多くの医療機関でおこなわれている大腸内視鏡検査の方法です。

腸を空にする → **内視鏡挿入** → **空気を入れて観察**

腸を空にする：前日か当日の朝に下剤を服用して、腸を空にする

内視鏡挿入：肛門から盲腸まで内視鏡を挿入する。医療用麻酔（鎮静剤）をうつこともある

空気を入れて観察：内部をよくみるために空気や炭酸ガスを入れる

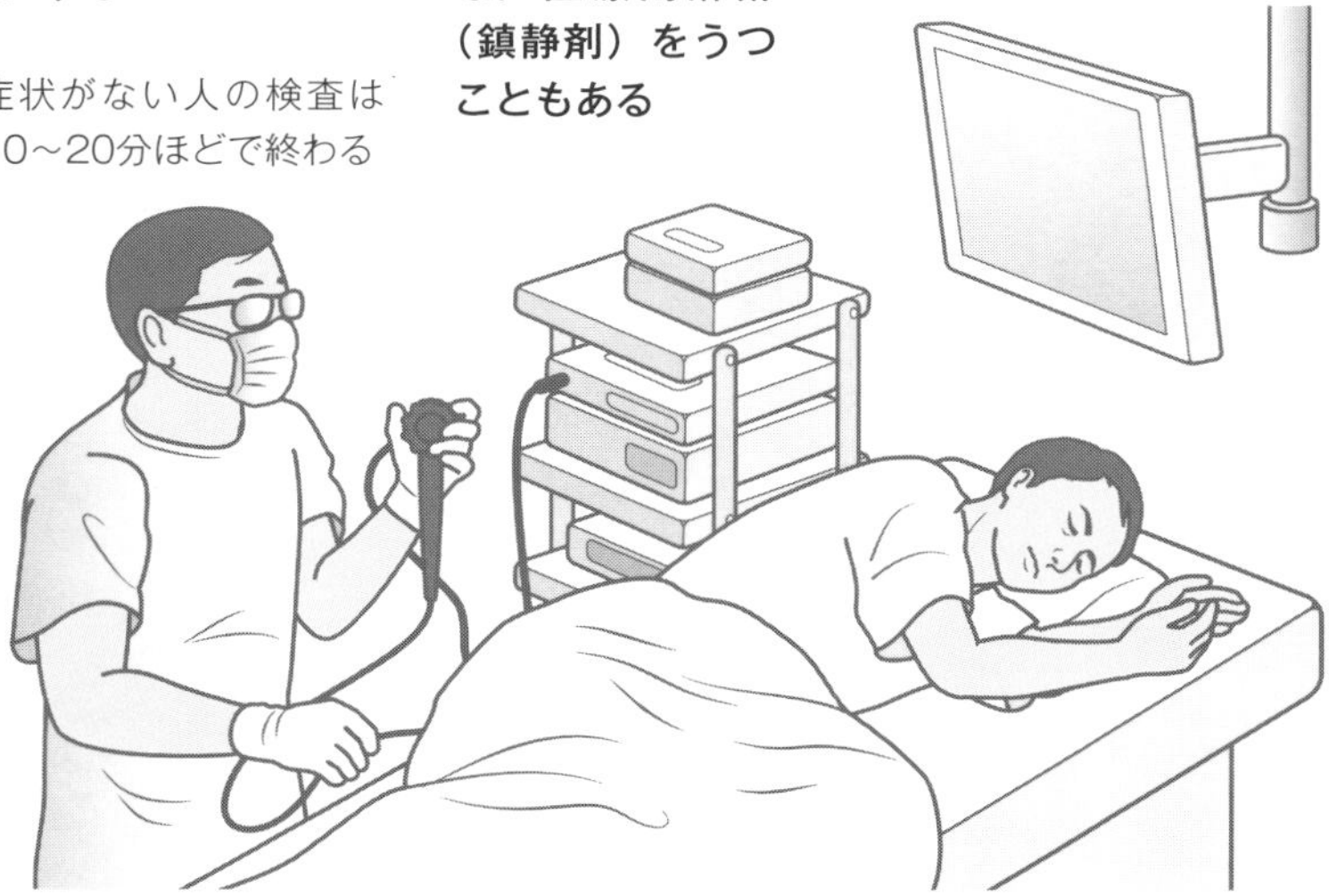

症状がない人の検査は10〜20分ほどで終わる

無麻酔でも検査はできる

「ねじれ腸」や「落下腸」では内視鏡が入りにくく大変です。大腸の動きを止める薬を使っても、緊張で内視鏡を押し返すように大腸が動く人もいます。

胃カメラ同様「麻酔を」と希望する人もいますが、大腸内視鏡と胃カメラでは状況が異なります。胃カメラは咽頭反射がとても強い人が一定数おり、使うほうが楽なケースが多いです。

しかし、大腸内視鏡での痛みは大腸や大腸を支える腸間膜が過剰に引き延ばされ大腸が破れそう・ちぎれそうという危険信号で、これがわからないことはデメリットです。麻酔（鎮静剤）がなくてはできない検査ではありません。メリット・デメリットを理解したうえで医師に相談しましょう。

大腸内視鏡検査が難しい理由

ＩＢＳ患者さんの無麻酔大腸内視鏡検査が難しいのには二つの理由があります。

緊張

検査じたいの緊張で引き起こされる強い蠕動やけいれん。この腸の動きは通常の腸のけいれんを抑える薬では止めることができないが、リラックスさせることで消失する。起きるか起きないかは「体質」

大腸の形

日本人では大腸が四角い形をしている人は２割程度。Ｓ状結腸がねじれた「ねじれ腸」、大腸が全部骨盤内に落ち込む人も（総腸間膜症「落下腸」）

麻酔を使うか

内視鏡検査で使用する麻酔は鎮静剤で医療用麻酔です。希望するなら、よく考えて医師に相談を。検査施設の状況によりますが、麻酔を使用している施設では希望を受けてくれます。

〈メリット〉

- 腸管形態異常型、ストレス型では痛みや腸管運動の抑制ができる
- 恐怖心を抑えられる

〈デメリット〉

- 呼吸抑制など心肺機能に負担をかける
- 麻酔が切れるまでの数時間は転倒などのリスクがある
- 痛みなど危険の兆候が医師側に伝わらない場合がある

COLUMN

痛み、つらさを軽減。大腸内視鏡検査「浸水法」

検査を簡単にする「浸水法」を開発した

大腸内視鏡検査が苦手だった私はゴッドハンドと名高い光島《みつしま》徹《とおる》先生の講習会に参加しました。そこで検査をされる側となって驚かされたのは、適切に検査すれば麻酔なしでもまったく痛くないどころか違和感すらないことでした。

ただ、この技は私には難しく能力の限界を感じました。そこで、検査じたいを簡単にする方法「浸水法」を開発したのです。

下行結腸まで空気を抜く

大腸内視鏡検査では内視鏡を挿入したあと大腸に空気を入れて、内部を観察します。「浸水法」は空気の代わりに水を大腸に注入して、S状結腸の通過を容易にする注水法の一種です。注水法は優れた方法ですが、腸がきれいでないと検査ができず、空気と水の境目が見づらい短所がありました。

そこで、注水に加えて下行結腸まで空気を抜くようにしました。すると境目がなくなり、さらにサイホンの原理で残った内容物がきれいな水とともに流れ出るので視界が良くなり、腸がゆるみます。

「浸水法」は国内外でランダム化比較試験がおこなわれ、従来法に比して苦痛が少なく挿入時間が短くなると報告されています。

小回りがきく内視鏡ができた

内視鏡の先端には、先端を動かすための硬い部位があり、そこが腸内で引っかかり挿入不可能や腹痛の原因となっていました。

この部分が改善されて小回りがきく内視鏡ができ、挿入が難しい患者さんでも苦痛が少なく検査できるようになりました。

挿入法の進化、内視鏡の進化で麻酔がなくてもほとんどの人で痛みがなく検査をおこなえるようになりましたし、逆に痛みがある場合は腸の形や動きに問題があることがわかってきました。

3

どう治す？
薬物療法を中心に

ＩＢＳがなかなか治らず、苦しんでいる人もいるでしょう。
じつはタイプ別に、治療法が違うのです。
薬物療法だけでなく、食事や運動など
治療の進め方を知っておきましょう。

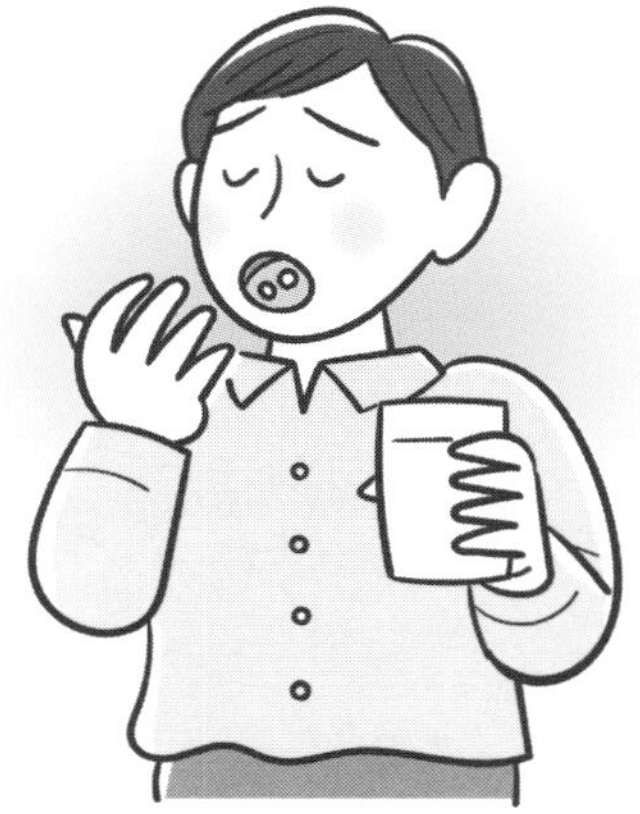

治療方針

原因をつきとめれば治せる病気

真実はひとつ。原因をつきとめることが重要です。ＩＢＳが起きるには原因があります。その原因をつきとめ、正しく対処すれば、ＩＢＳは治せる病気です。

なぜ治らないのか理由を考えてみると

なにごとも理由があり、その結果があります。なにも理由がなければＩＢＳにはなりません。現在は効果的な優秀な薬を選択することができる時代。それなのにＩＢＳが治らない——。それには治らない理由があります。

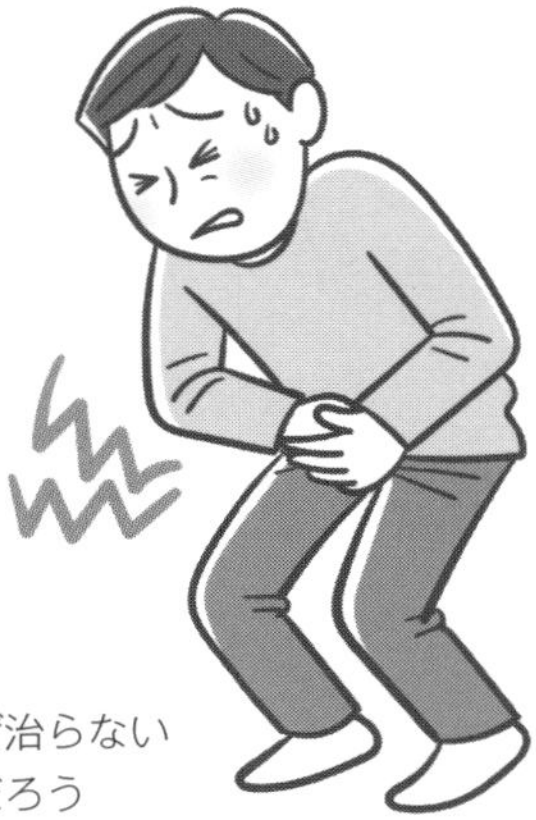

なぜ治らないのだろう

治らない理由

ＩＢＳは治る病気です。ところが治らない——。その理由は３つ挙げられるでしょう。

① 治療がＩＢＳの原因に合っていない

治療が原因に合っていなければ効果がないのは当然です。ＩＢＳでは、現代の薬や治療なら効果が速やかに出ます。１～２週間やってみて効果がないとしたら、原因に合った治療ではない可能性があります。

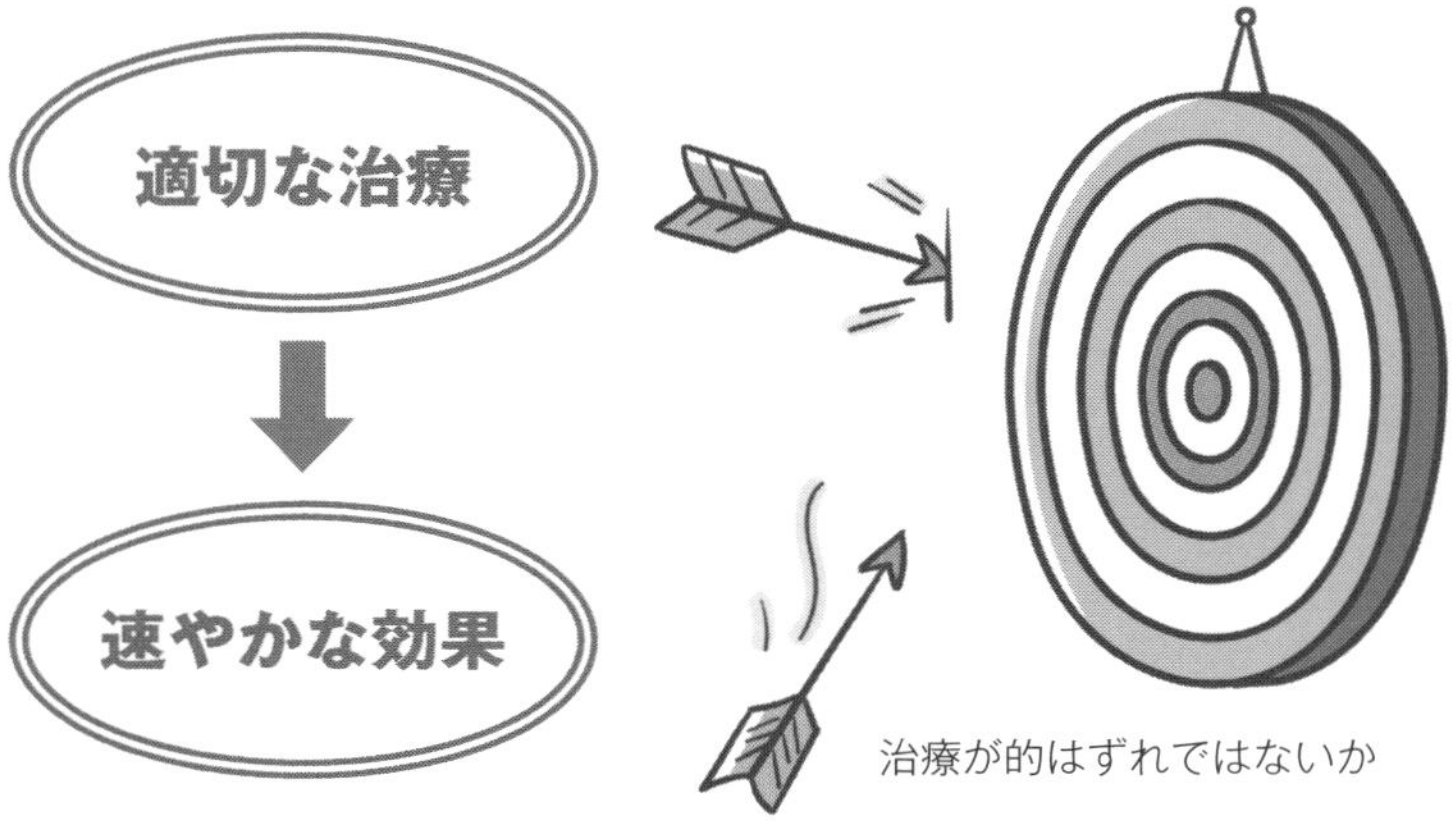

治療が的はずれではないか

② IBSの原因が単一ではない

久里浜医療センターまでいらっしゃる人の多くは、複数の原因が重なっているため治療が難しい状態になっているようです。

原因となる４つの体質はひとりの人にひとつとは限らず、重なっていることが多いうえ、食事や生活習慣がかかわっています。どれとどれが重なっているかを把握し、それぞれに対処すれば治療は難しくないのです。ところが、現状で原因を調べる方法が一般的でないのが難しいところです。

体質
- ストレス型
- 腸管形態型
- 胆汁性下痢型
- 消化不良型

体質に加えて……　➡　食事　生活習慣

③ ストレス型で症状を悩みすぎている

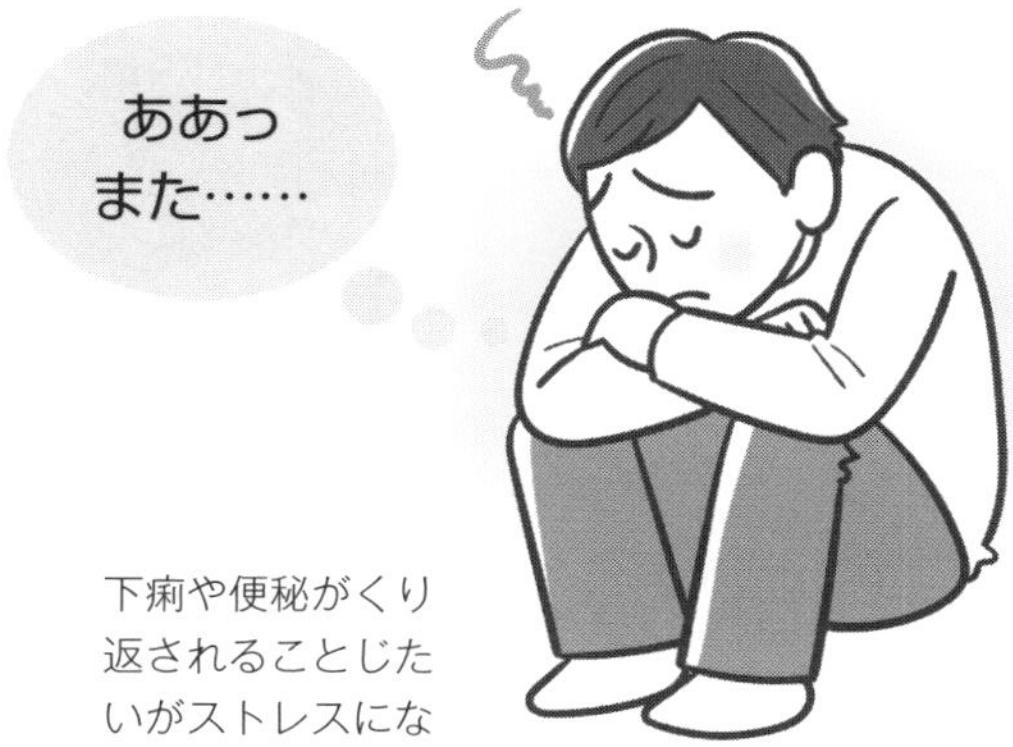

下痢や便秘がくり返されることじたいがストレスになるので、自ら治りにくくしている

ストレス型はストレスで症状を起こし、その症状がストレスを悪化させる悪循環に陥り、さらに悪化させやすいという特徴があります。

とくに真面目な人たちでは病気と正面に向かい合いすぎることでトラウマを形成して治りにくくなってしまっているケースも少なくありません。

認知療法などメンタル面への治療を並行しておこなう必要があります。

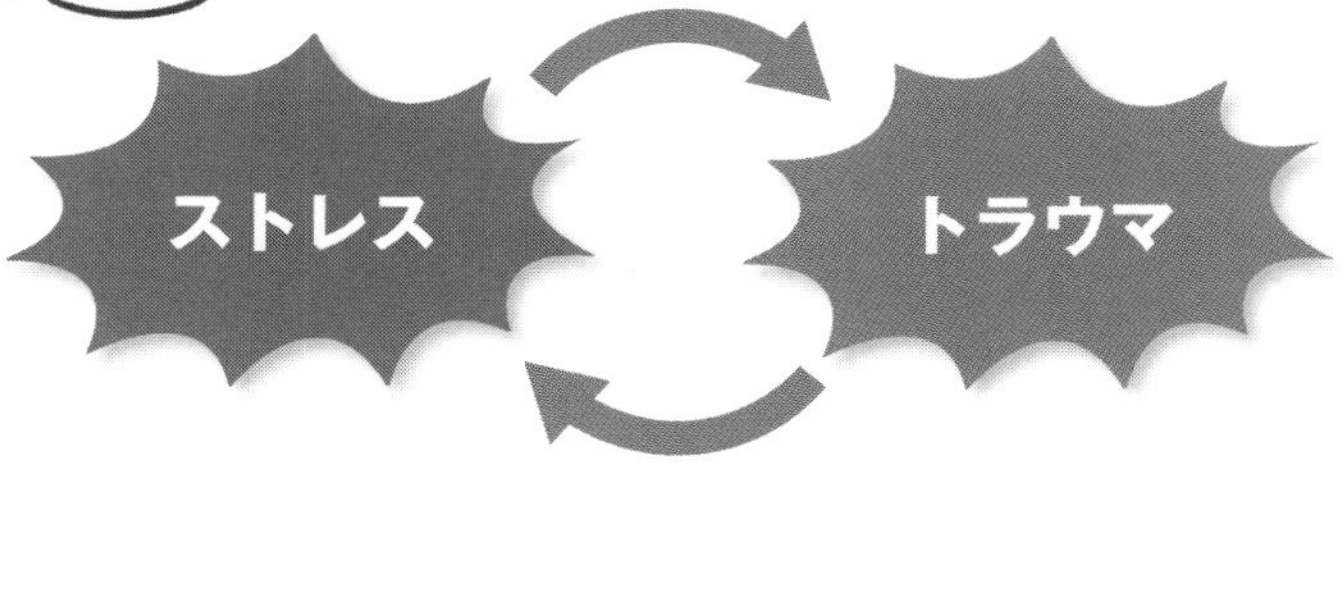

治療法

タイプごとに治療の進め方が異なる

ＩＢＳがなかなか治らないのは、自分のタイプに合った治療がされていないからです。治療の進め方はタイプごとに違うということを、知っておきましょう。

ストレスが原因といわれがち

受診すると、ほとんどの人はストレスが原因と診断されるようです。例えば日本人は落下腸やねじれ腸が原因になっていることもあるのですが、それに気づかれないと、治療しているのになかなか治らないことになります。

ＩＢＳには四つのまったく異なるタイプがあります。効果がある薬や治療とはいっても、それは四つのタイプのうちの一つに効くということ。すべてのタイプに効くわけではありません。患者さんのタイプと合っていなければ効果がないのは当然です。

患者さんのタイプを知って、効果がある治療と治療薬の使い方がわかればＩＢＳは克服されたも同然です。ただ、タイプは体質でもあるため、その治療は無理なく一生永続できるものであることが大切です。すべてに「薬で簡単に治りますよ」とはいえませんし、生活の改善が必要な人は多いですが、治せない病気ではないのです。

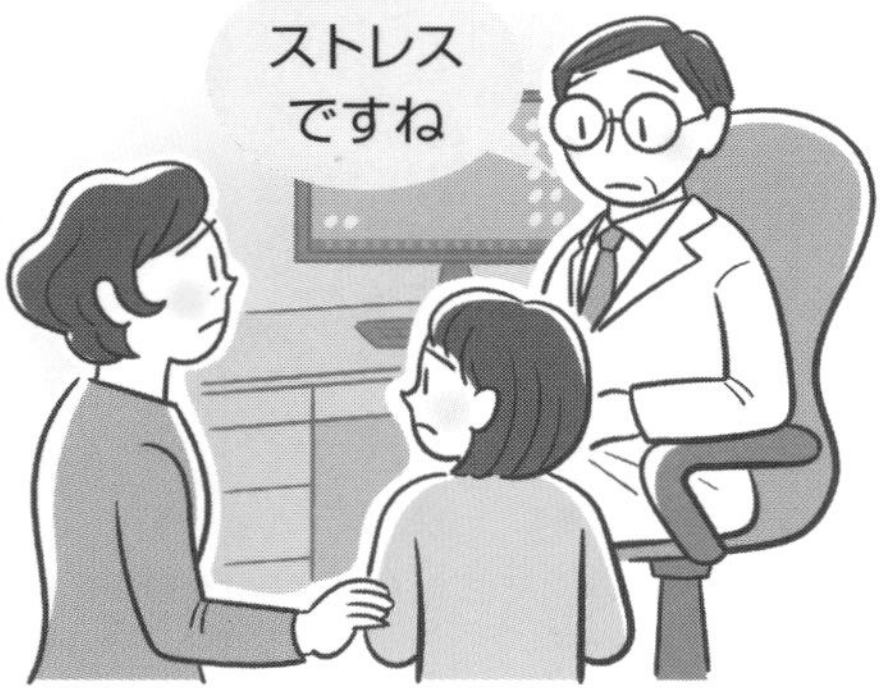
ストレスですね

ストレスからくる症状といわれ、難病のように感じる人も少なくない

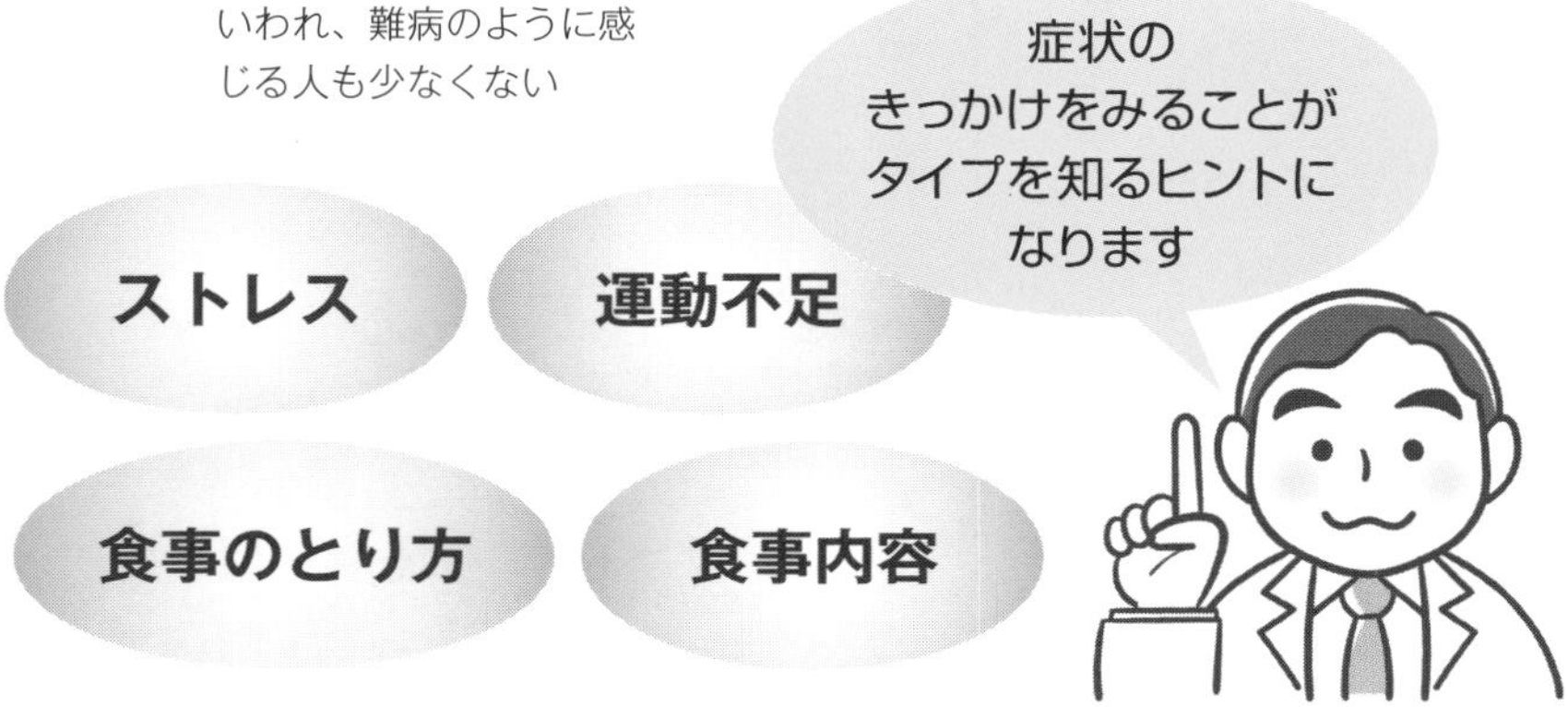
症状のきっかけをみることがタイプを知るヒントになります
ストレス
運動不足
食事のとり方
食事内容

食事療法が有効なタイプは

食事療法を考える患者さんも多いですが、四つのタイプすべてに有効とは限りません。

消化不良型には原因に対する治療なので高い効果がありますが、ストレス型、腸管形態型、胆汁性下痢型には原理的にも食事療法の効果は限定的です。

消化不良型は下痢を誘発しやすい食事（高ＦＯＤＭＡＰ《フォドマップ》食）を適度に制限してうまくつきあうようにしましょう。

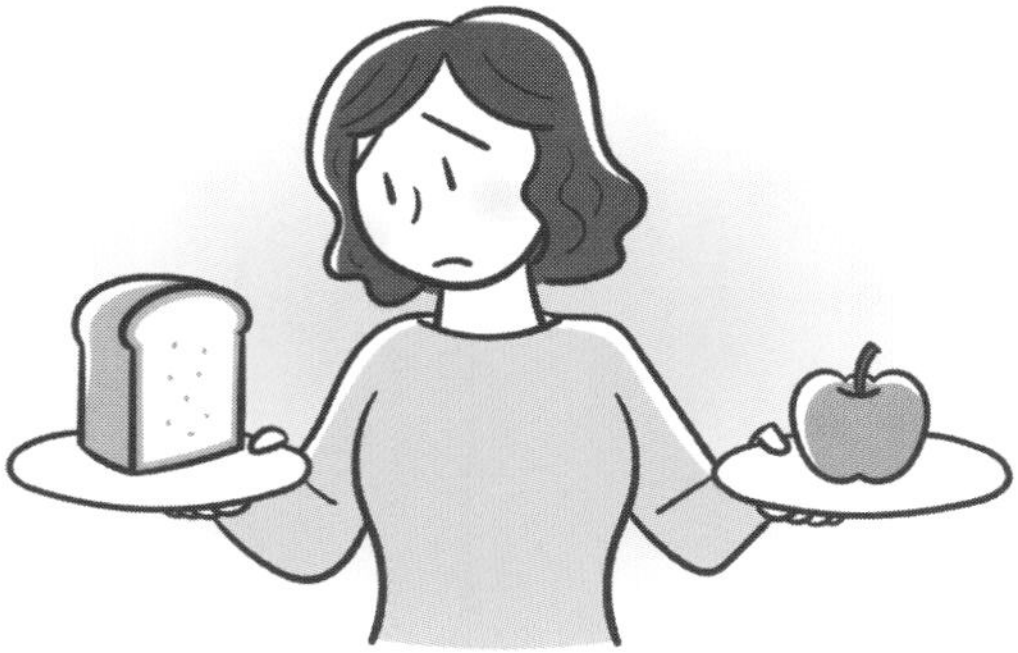

消化不良型は思いがけない
食品が制限の対象に

巻頭のケースでは

タイプに合った治療を進めれば、ＩＢＳは治せる病気です。巻頭（Ｐ６～１３）で紹介した４人の患者さんは、下記のように治療を進めました。

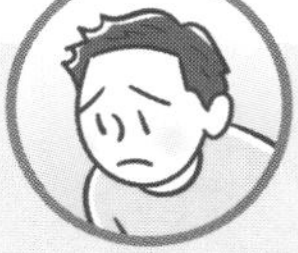

〈Aさん〉ストレス型

ストレスに反応しやすい体質であることが原因であると理解してもらった。薬物療法を進めることにして、ラモセトロンという薬（→P65）を必要に応じて使っていった。間もなく症状が改善し、復学できた

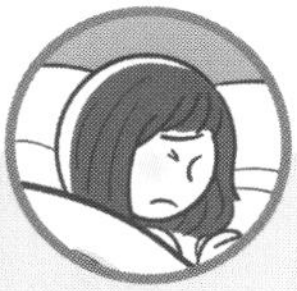

腸管形態型〈Bさん〉

ラジオ体操などのエクササイズやおなかのマッサージをすすめた。下痢症状もあるが、便をやわらかくする便秘薬を併用したところ1ヵ月で症状が改善して復学した

進学後はソフトボール部でがんばることで、薬もいらなくなった

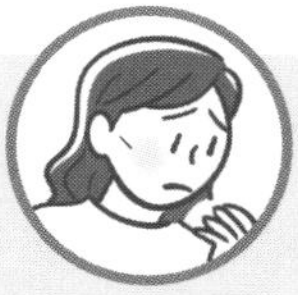

〈Cさん〉胆汁性下痢型

採血検査をおこなったところ脂質異常症の合併を確認できた。食事制限を解除して、コレスチミド（→P69）による薬物療法を開始したところ、下痢は消失して体重も以前まで回復した

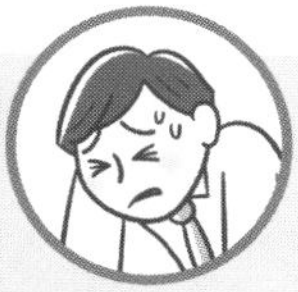

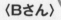

消化不良型（FODMAPなどの）〈Dさん〉

ご本人がパンや麺類での症状悪化を自覚していた。そこで、パンと麺類のみの制限をおこなうことにした。やがて下痢とガスは気にならない程度まで改善した

タイプ別治療法①

ストレス型の治療の進め方

ストレス型のIBSの人たちは、真面目でなにごとも一生懸命に考える「良い人たち」です。ところが、一生懸命真面目に考えることがIBSにとっては裏目に出ることがあります。

「体質だから」と受け入れよう

ストレスで大腸が動き出す体質は「一生ものの体質」です。日常生活で経験するストレスより少し強いストレスで腸が動き、腹痛と下痢、まれに便秘に伴う腹痛を引き起こします。

IBSを治そうと真剣になると、治るどころか悪くなる皮肉な状態となります。

体質が決まるのは思春期からですから、大人なら発症するまでは問題なく体質とつきあっていたはずです。発症前と「体質」が変わるわけではないので、体質を理解してつきあうようにすれば発症前の状態に戻ることは可能です。

自分の体質を理解し、そのことじたいは「体質だからしかたがない」と、考えすぎず、流すように、受け入れることが大切です。

ストレスに対処しながら薬物療法を進める。運動はストレス対処にもなり、この機会に一生継続できる適切な運動習慣をつけよう。認知療法やカウンセリング、マインドフルネスも有効

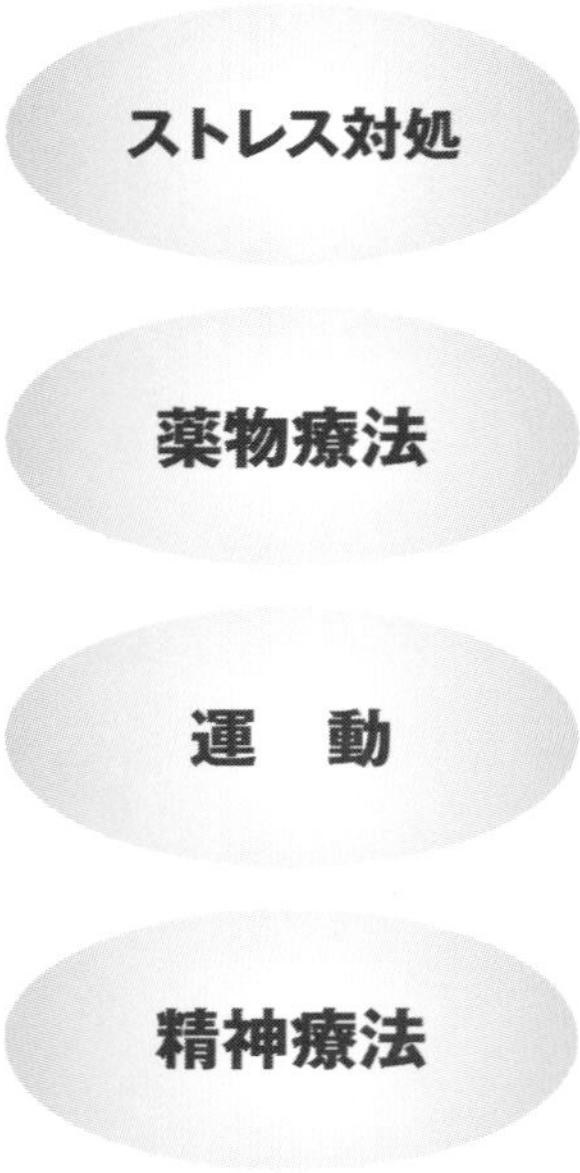

ことわざに学ぶIBSの治療法

大腸に関連する「腹」を使ったことわざは生活場面でよく使われ、「腹が立つ」「腹《はらわた》が煮えくり返る」などはストレスに反応する大腸の様子を示しているようです。「断腸の思い」は、IBSの痛みと同じで、私も運動不足でたびたびひどい「断腸の思い」を経験しました。

「腹を固める」「腹が決まる」「腹が据《す》わる」「腹を括《くく》る」などの言葉があります。これらは開き直って前に進むという意味で、IBSを克服するうえでの究極の言葉でもあります。

ちなみに「太っ腹」の人、つまり動揺しにくい人はストレス型のIBSにはなりにくいです。

薬物療法

下痢型	ラモセトロン	セロトニン5-HT３受容体拮抗薬。ストレス関連の下痢型に効果があり、便秘型には効果がない。とくに女性では効きすぎて便秘から腹痛を起こすことがあり、半分量製剤から使われる
便秘型	リナクロチド	グアニル酸シクラーゼC受容体アゴニスト。腸管で水分分泌を促して便をやわらかくさせ、痛みなどの内臓知覚過敏を改善させる。下痢型には使えない。必要量の個人差がとても大きく、推奨量の２錠でよい人がいる一方で、若い人では効きすぎることがあり、1/2錠でも下痢を起こしてしまうこともある
その他	抗不安薬や抗うつ薬も効果がある。認知療法などと並行して治療の主体となる	

再発したと思っても

ストレス型にはプラセボ（偽薬）や食事療法が効いてしまうことがあります。「この食事療法をすれば治る」「このお薬を飲めば大丈夫」と思うと、（一時的にしろ）よくなるのです。

それで治ったと勘違いする人が多いのですが、本当の意味で治っていないので、しばらくすると再発します。「食事に気をつけているのに、なぜ？」とよけいストレスになり、悪循環になりかねません。

これは再発ではなく、もともとの病気が治っていなかったということ。本来の治療を進めましょう。

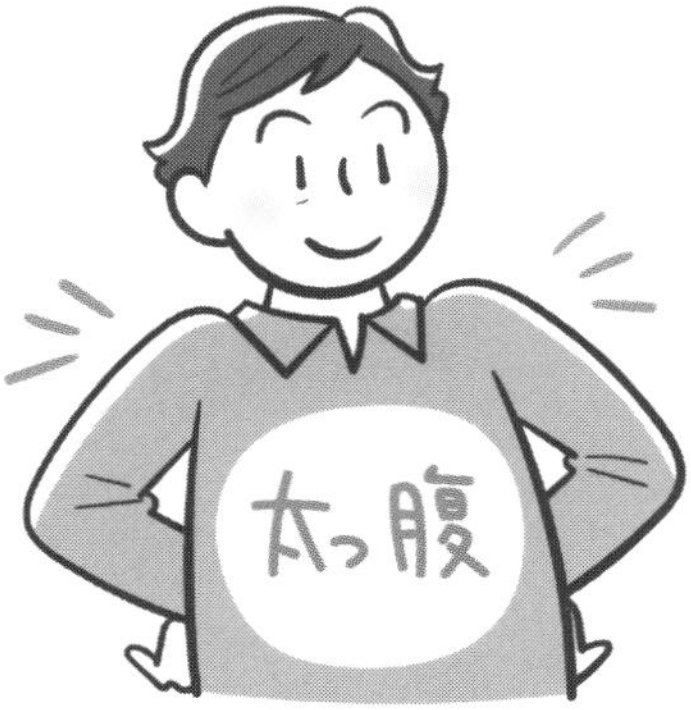

大腸はメンタルへの影響、そしてメンタルからの影響を受けやすい臓器。太っ腹になろう

上記以外の処方薬はｐ72～73を参照

タイプ別治療法❷

腸管形態型の治療の進め方

「ねじれ腸」や「落下腸」など、大腸の形に問題があってもおなかのトラブルが起きにくい人たちがいます。定期的に運動をしている人です。腸管形態型の治療では、運動が大切になります。

運動を続けて習慣にしよう

腸管形態型のＩＢＳは便秘、もしくは便秘で下痢を引き起こす状態なので、便秘の治療を進めます。

便秘型には運動や腹部マッサージが有効であることが報告されています。運動はリラックス効果からストレス型にも有効ですが、とくに腸管形態型に効果的です。運動していれば腸がゆらされるので、便が引っかかりにくくなるのがメカニズムだと考えられます。

大腸内視鏡検査でねじれ腸があっても便秘がない人に生活習慣を聞くと、ほとんどの人がラジオ体操や（ウォーキング以外の）定期的な運動をしています。

「体質」なので、短期間しか続かない厳しいエクササイズは意味がありません。習慣として続けることがなにより大切です。

「ねじれ腸」や「落下腸」とうまくつきあうには、運動や食事、朝の排便習慣が前提条件。それでも不十分な場合は薬の出番

運　動（マッサージ）

食事療法

（朝食後の）排便習慣

↓

薬物療法

食事療法

食事療法も継続できないと意味がありません。一日に20g程度の食物繊維摂取を目標として、バランスのよい食事をとるようにしましょう。

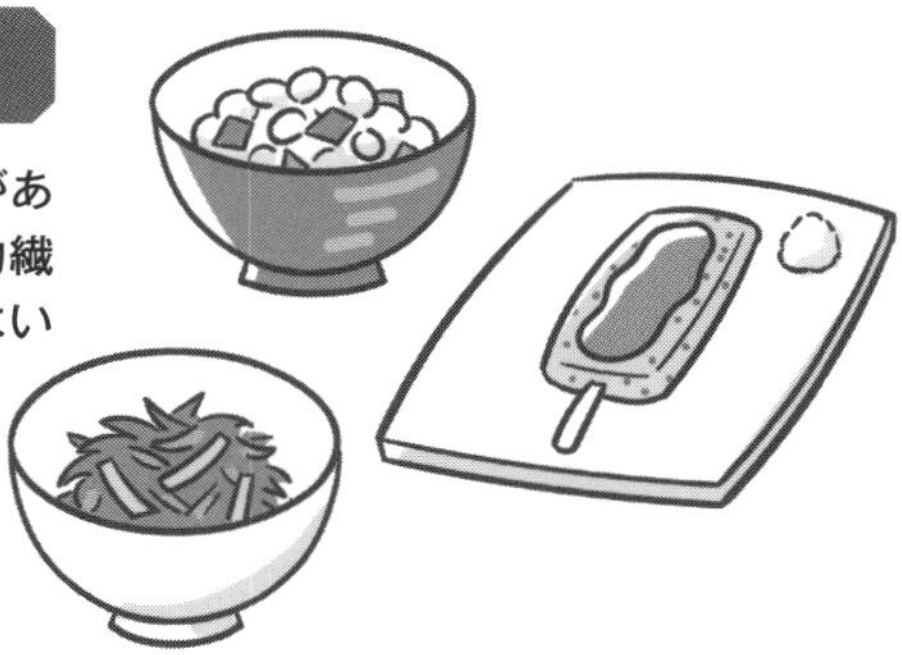

豆類、ひじきなどの海藻類、こんにゃくなど

運　動

運動ならなんでもおなかに効果があるというわけではありません。

ウォーキングはおこなっている人がとても多い運動のひとつです。ただ、心肺機能維持にはよいとしても、体幹をひねることが少ないため、便通には効果がほとんどないようです。

もうひとつポピュラーなものとしてラジオ体操があります。ひねりやストレッチが入ったラジオ体操はＩＢＳには適切な運動です。

毎朝のラジオ体操第一からスタートし、20分以上の軽く汗をかく程度のエクササイズを週３回以上おこなうとよいでしょう。これは一生続けるスタンスでおこなうようにします。

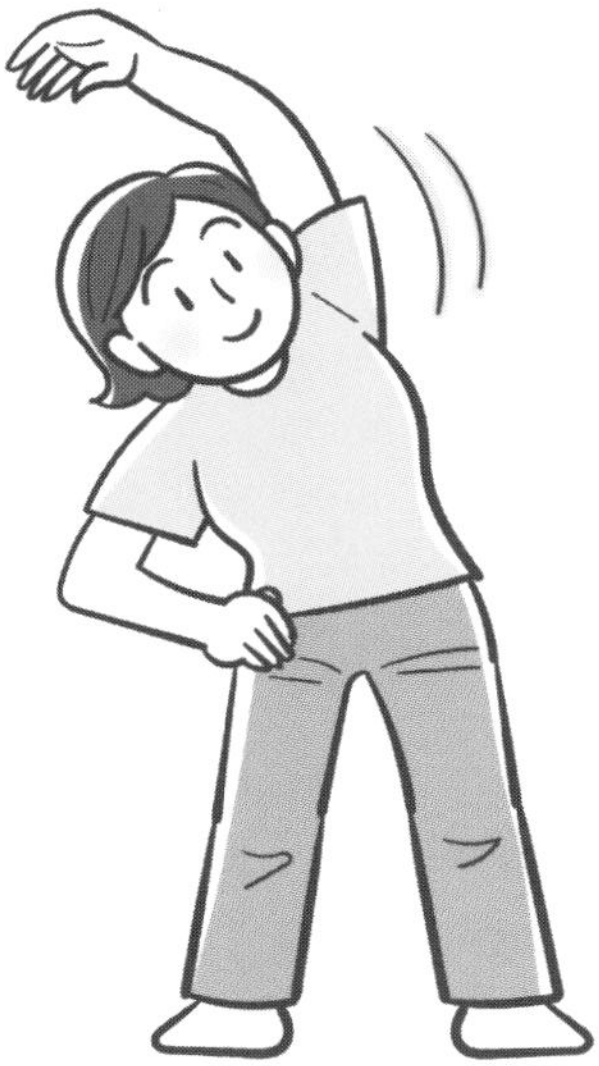

ひねりやストレッチが入ったラジオ体操は、ＩＢＳに効果的

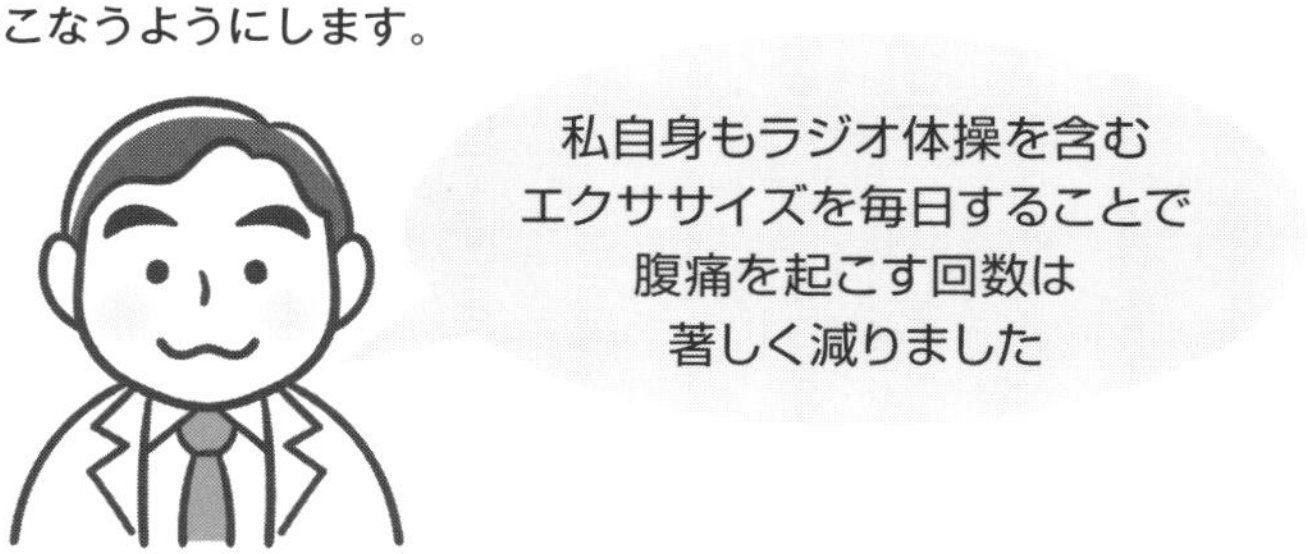
私自身もラジオ体操を含む
エクササイズを毎日することで
腹痛を起こす回数は
著しく減りました

薬物療法

腸から水分を出し痛みを軽減する薬 **リナクロチド**	便秘型ＩＢＳに適応をもつ。グアニル酸シクラーゼＣ受容体アゴニストのリナクロチドは、小腸のみならず大腸からも水分を分泌させて便を出しやすくするとともに、腸管の知覚過敏を改善して痛みを軽減する。注意点としては、内服量に大きな個人差があること。朝食前に２錠が通常量だが、若い人では効きすぎることがある
便を軟らかくして出しやすくする薬	酸化マグネシウムやラクツロース、ポリエチレングリコール製剤、ポリカルボフィルカルシウムが使われる

上記以外の処方薬はｐ72～73を参照

タイプ別治療法③

胆汁性下痢型の治療の進め方

食事をすると下痢を起こすのは、たくさんの胆汁酸が大腸に届いてしまうから。このしくみに着目した結果、ほかの病気の治療薬が、とてもよく効くことがわかりました。

以前から知られていた病気のしくみ

じつは胆汁性下痢症は以前から知られていました。

虫垂炎で手術をする際、腹膜炎などがひどい場合に小腸の終わりの部分もいっしょに切除することがありました。胆汁酸は小腸の終わりの部分で回収されて体中を循環します。そこがなくなるので、大量の胆汁酸が大腸に届いてしまいます。すると必然的に下痢になりますが、これが「胆汁性下痢」として知られていたのです。ただ、かつては適切な治療薬がありませんでした。

その後、虫垂炎は抗生剤で治せるようになり、手術が少なくなっていきました。そのため胆汁性下痢症が忘れられかけたころに、胆汁酸を吸着して便に排出する薬、コレスチミドが登場したのです。しかし、虫垂炎の手術が減ったため、あまり使われることもありませんでした。また、便秘が副作用としてよく知られていました。

特効薬がみつかった

近年、虫垂炎の手術をしていなくても大腸に胆汁酸が多く届く体質の人にコレスチミドが有効であることがようやく知られることとなりました。ＩＢＳの胆汁性下痢型の患者さんに、特効薬といってよいぐらい、よく効きます。

胆汁酸の主要成分はコレステロールです。コレステロールが増えすぎるのは脂質異常症で、コレスチミドは脂質異常症の治療薬です。現状、コレスチミドは、血中コレステロール濃度を測定しながら使用します。

排便習慣の改善をすすめる。改善しない場合、薬物療法を検討し、食事の内容を見直す

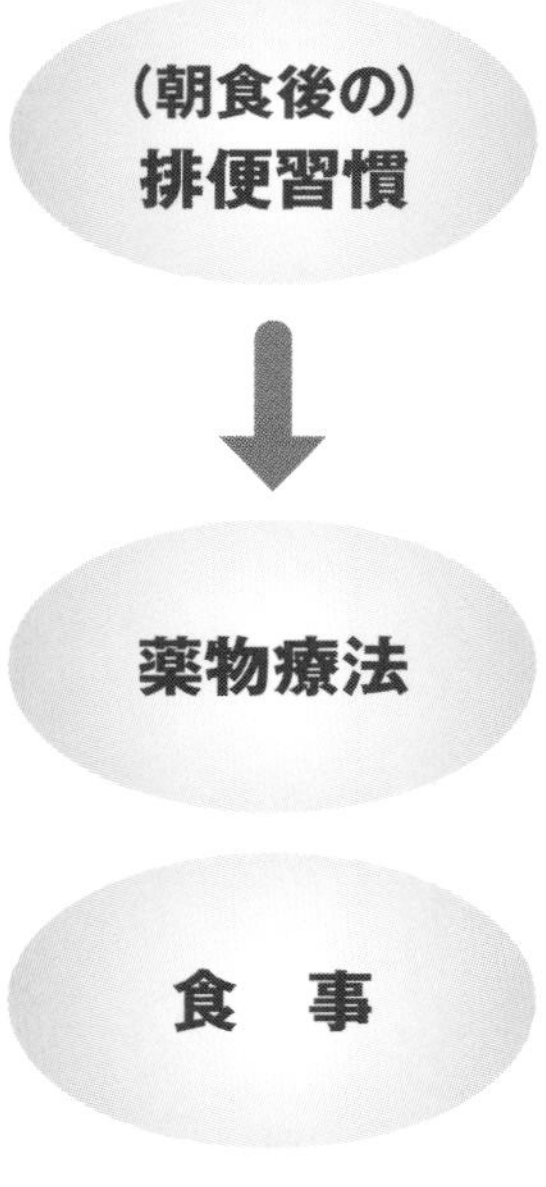

排便習慣

とくに朝食後に体内下剤である胆汁酸が多く分泌されるため、朝食後に便をしっかり出しきることが大切です。便意がなくても３分程度の排便努力をすべきです。

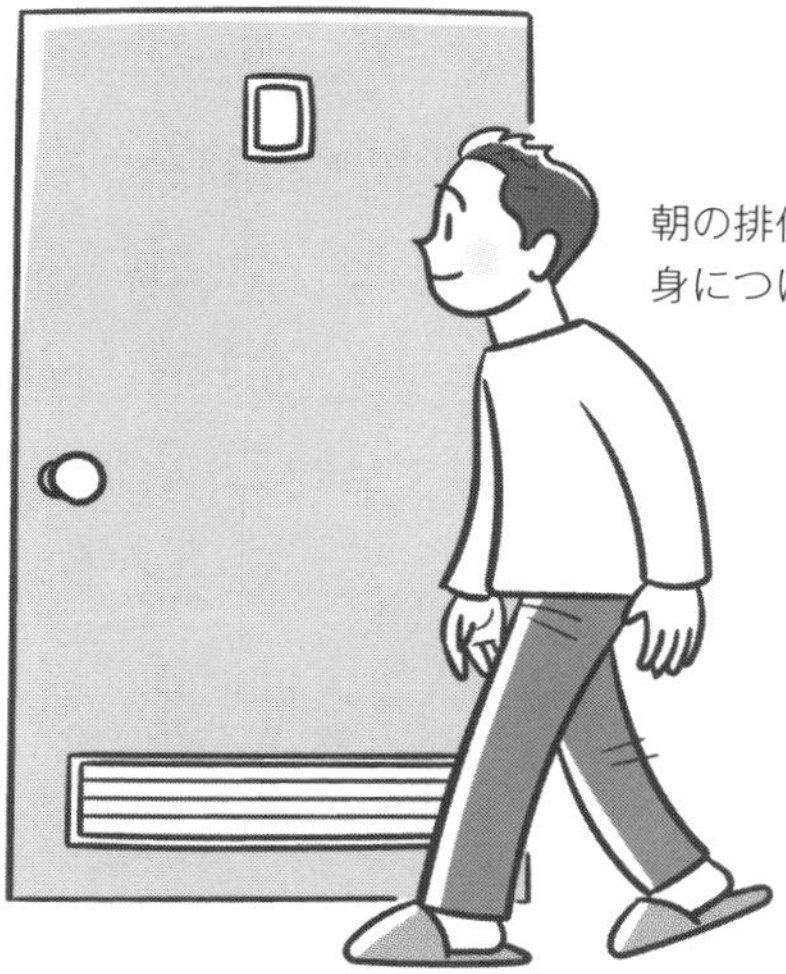

避けたい食品

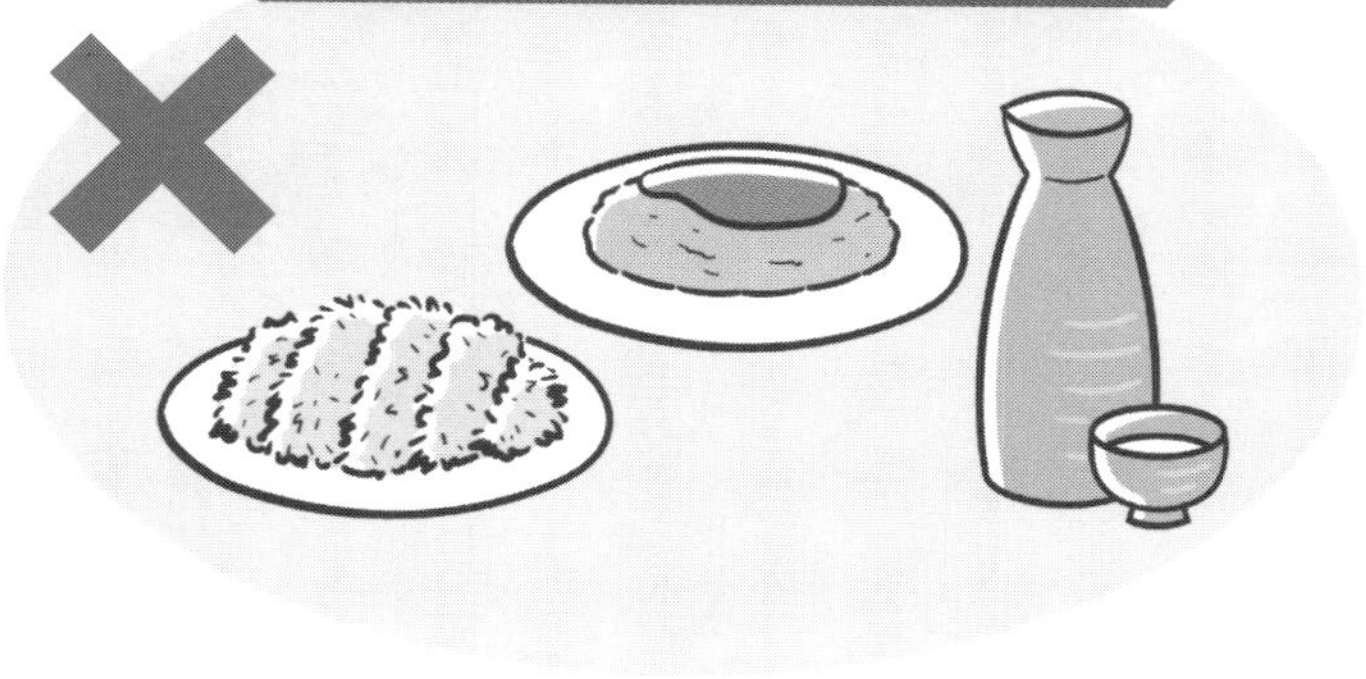

脂質異常症では、卵類、乳製品、肉類やその内臓類（レバー、モツ）、魚卵などの食べすぎに気をつけます。また、香辛料、コーヒー、アルコールは下痢の悪化要因になります。

薬物療法

コレスチミドなど

陰イオン交換樹脂はコレステロールからなる胆汁酸を吸着して便中に効率よく排出させることがメカニズムの脂質異常症治療薬です。

胆汁酸の吸着と排出で大腸内の胆汁酸濃度が低下して、下痢症状は改善します。

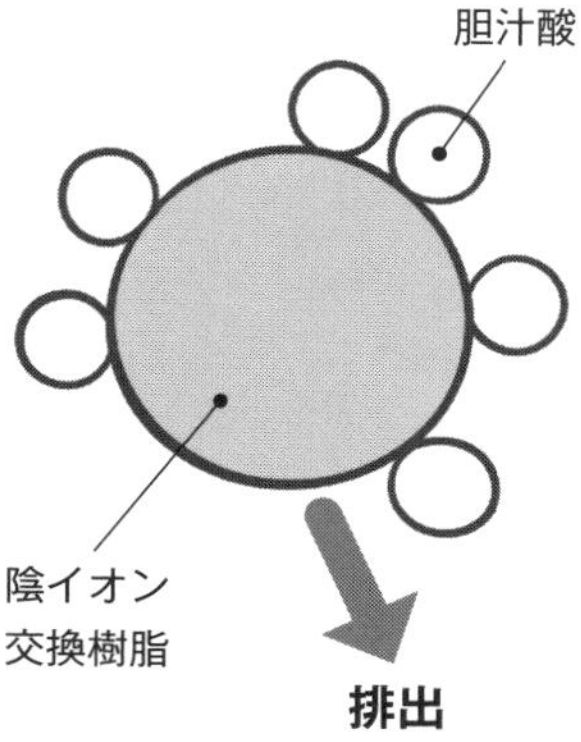

上記以外の処方薬はｐ72〜73を参照

タイプ別治療法④

消化不良型の治療の進め方

発酵性糖質FODMAP《フォドマップ》などの原因となる食物の除去で、下痢やガスは改善します。ただ、「体質」ですので、制限が必要な場合に限って、一生無理なく続けられる食材選択が大切です。

原因に合わせた食事調整が重要

下痢の原因がFODMAPや脂質であれば、食事制限で症状は劇的によくなり、下痢の原因が消失します。体重が減っていた場合も回復します。

まずは自分が消化吸収しにくいものが高FODMAPか脂質かを知る必要があります。該当する食品は左ページのようなものです。

これを見ると、高FODMAPの食品の多くが「便秘に適している食事」であることに気づくでしょう。消化吸収しにくいものは、下痢型の人では下痢やガスを悪化させますが、便秘型の人では便通をよくします。逆に、低FODMAPの食品は下痢型の人に適している「消化がよいもの」であることに気づきます。

つまり簡単に言うと、「下痢型の人は『便秘によい食品』はほどほどに」ということです。

食事制限が重要。脂質が原因の場合は薬物療法も

食事制限

（薬物療法）

【低FODMAPの食品】

（例）

- 米
- なす
- トマト
- にんじん
- ピーマン
- ほうれんそう
- かぼちゃ
- きゅうり
- じゃがいも
- 大根
- はくさい
- キウイ
- レモン
- のり
- わかめ
- カマンベールチーズ
- チェダーチーズ
- 魚類
- 肉類
- 卵
- 緑茶
- 紅茶
- など

下痢に適している

食事の制限

【高FODMAPの食品】

（例）

牛乳
ヨーグルト
アイスクリーム
小麦
（パン、パスタ、ラーメン、うどん、そうめん）
ケーキ、焼き菓子
ライ麦
とうもろこし
ねぎ
（長ねぎ、たまねぎ）
ゴーヤ
にら

カリフラワー
ごぼう
にんにく
さつまいも
りんご
すいか
もも
グレープフルーツ
柿
梨
プロセスチーズ
カッテージチーズ
ソーセージ

豆類
納豆
きのこ類
ウーロン茶
オレンジジュース
オリゴ糖
など

便秘に適している

注意

原因が食事内容に関係ないケースで食事制限をすると、栄養障害や体重減少になることがある

【脂質】

慢性膵炎などで膵臓酵素が少ない場合や胃酸により活性が落ちている場合に、脂質の消化不良が起こる。
まずは膵臓や胃などに問題がないことを検査で確認する必要がある。異常がなければ脂質の制限をおこなう。一日30g以下にすることが推奨される

上記以外の処方薬はｐ72〜73を参照

【嗜好品】

コーヒーやアルコール、香辛料、合成甘味料は腸管運動を促進させるため、下痢症状がある人は控えたほうがよい

薬物療法

ＦＯＤＭＡＰ消化不良には薬物療法は存在しない。脂質消化不良にはパンクレリパーゼ製剤（豚由来）がある

処方薬❶

過敏性腸症候群に使用する薬一覧

これまで述べてきたタイプ別に使用する薬を含めて、ＩＢＳに使用するおもな薬をまとめます。

症状によっては、ここに挙げた以外の薬を処方することがあります。

気になることがあったら、主治医にたずねてください。

	分　類	一般名	主な商品名	作用など
消化管機能調節薬	セロトニン３ 受容体拮抗薬	ラモセトロン	イリボー	ストレス型の下痢によく効く。女性は便秘になりやすい
	止痢薬	ロペラミド	ロペミン	オピオイドの作用で腸管運動を抑えて下痢を止める
		タンニン酸 アルブミン	タンニン酸 アルブミン	腸への刺激を緩和し、腸の運動を抑制することで下痢を止める
		ベルベリン	キョウベリン	
	抗コリン薬	チメピジウム	セスデン	消化管の運動を亢進させるアセチルコリンの作用を抑えて痛みやけいれん、下痢を抑える
		チキジウム	チアトン	
		ブチルスコポラミン	ブスコパン	
	セロトニン４ 受容体拮抗薬	モサプリドクエン酸	ガスモチン	消化管運動を亢進させ胃もたれなどを改善
	粘膜上皮 機能変容薬	リナクロチド	リンゼス	小腸と大腸より水分を出し、痛みを軽減する。便秘型ＩＢＳに
		ルビプロストン	アミティーザ	小腸から水分を出し、便をやわらかくして排出させやすくする
	胆汁酸トランス ポーター阻害薬	エロビキシバット	グーフィス	胆汁酸の流れをよくして便秘を改善

	分　類	一般名	主な商品名	作用など
便形状改善薬	高分子重合体	ポリカルボフィルカルシウム	ポリフル	腸内で水分を吸収して便秘や下痢を改善
	マグネシウム製剤	酸化マグネシウム	マグミット、酸化マグネシウム	便の水分を増やして排便を促す。腸を動かす作用もある
	オリゴ糖製剤	ラクツロース	モニラック、ラグノスＮＦ	便をやわらかくし、腸を動かす作用や腸内細菌調整作用もある
	浸透圧性下剤	ポリエチレングリコール製剤	モビコール	便をやわらかく、すべりやすくして排出させやすくする
胆汁酸吸着薬	脂質異常症治療薬	コレスチミド	コレバイン	胆汁酸を吸着して排出する。脂質異常症を伴う下痢に
その他	ガス駆除薬（消泡剤）	ジメチコン	ガスコン	水泡を合体させて腸内のガスを排出させやすくする
	整腸薬	ビフィズス菌	ラックビー、ビオフェルミン	腸内細菌のバランスを整えることで腸の働きを改善
		酪酸菌《らくさんきん》	ミヤBM	
		配合薬	ビオスリー	
	刺激性下剤	センナ、センノシド	アローゼン、プルゼニド	大腸を直接刺激して排便を促す（頓用。短期間でやめる必要がある）
		ピコスルファートナトリウム	ラキソベロン	
	抗不安薬	タンドスピロン	セディール	不安やうつを軽減し、気持ちをリラックスさせることで腹部の症状を改善する
		アルプラゾラム	ソラナックス、コンスタン	
		ロフラゼプ酸エチル	メイラックス	

処方薬❷

薬は勝手に減らさず処方どおりに

薬を処方されたら、まずは処方どおりに内服しましょう。効かないと感じるような場合には、主治医に相談することが大切です。勝手に薬をやめると、症状を悪化させることもあります。

ＩＢＳにはよく効く薬がある

医学の進歩とともに、ＩＢＳの薬もここ二〇年で著しい進歩がありました。

四つのＩＢＳのタイプのうち、ＦＯＤＭＡＰの消化不良型以外にはとても効果の高い薬があります。自分のタイプに合っていれば効きますし、合っていなければ効果はありません。

主治医は薬の量や組み合わせを考えて処方します。まずは指示されたとおり処方された薬を内服しましょう。

タイプが合えば効くが副作用もある

便秘の薬は下痢を引き起こし、下痢を止める薬は便秘をさそうように、薬には作用と副作用があります。また、漢方薬を含め、どんな薬にもその成分や添加物に対するアレルギーや副作用を起こす人がいます。副作用にはかゆみや蕁《じん》麻疹《ましん》から、腎臓や肝臓の機能、血液の問題を起こすこともあります。

薬を飲みはじめて体に不具合を感じたら、速やかに主治医と相談しましょう。

ストレス型の人は効果に疑問をもつことも

現在ＩＢＳに使われている薬はクセになったり効きにくくなったりすることはありません。

しかし、ストレス型のＩＢＳでは、薬が効かなくなったように感じる人もいます。ストレス型では薬や食品のプラセボ効果（偽薬効果）はとても高く、「効くと思えばなんでも効く」という現象が起きていたわけです。「効きにくくなった」と感じるようなら、その薬が効くタイプではなかったと考えるべきです。

効きにくくなったと思っても、自分で勝手に薬を減らしたり、飲むのをやめたりせず、主治医と相談しましょう。

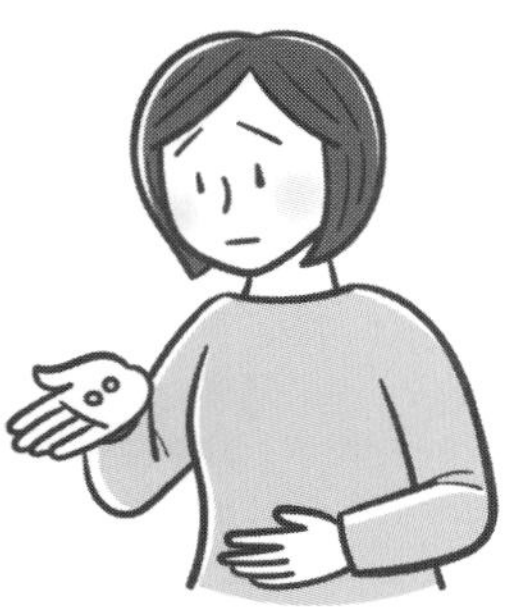

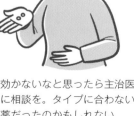

効かないなと思ったら主治医に相談を。タイプに合わない薬だったのかもしれない

市販薬

使い方しだいで症状の悪化も軽減も

処方された薬のほかにも、ときには市販薬を利用することもあるでしょう。ただし、市販薬には注意したい点も多くあります。できれば使用する前に主治医に相談しましょう。

下痢止めは いざというときだけ

急に下痢におそわれて困った人もいるでしょう。ストレス性の下痢に対する市販薬は少なく、効果は限定的です。普段から便を出しきり、下痢止めはいざというときだけにしましょう。

整腸剤は、体質に合わせて継続的に内服します。

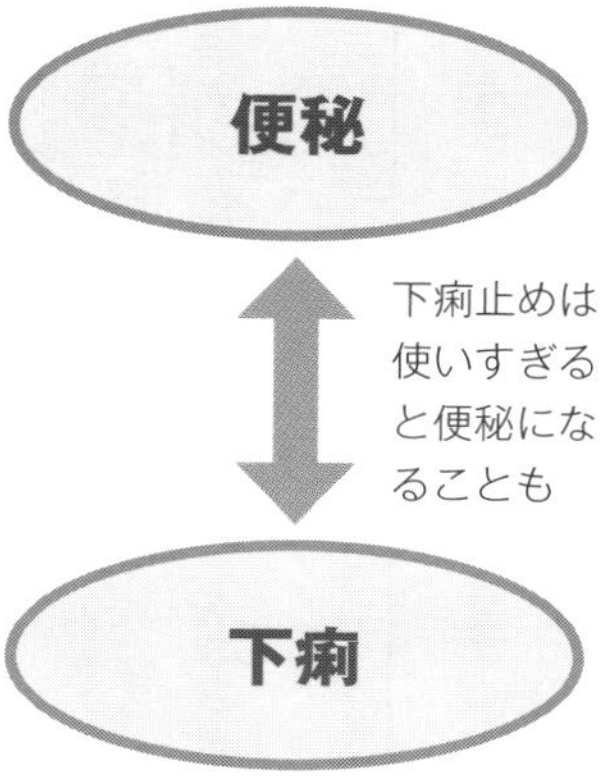
便秘
下痢止めは使いすぎると便秘になることも
下痢

下痢止め

急な下痢をすぐに止める薬と、日ごろから飲む整腸剤に大別できます。主な商品をみてみます。

急な下痢を止める薬

ロートエキス（抗コリン作用で蠕動抑制）とタンニン酸（粘膜保護）を含む薬（ストッパなど）は、急性の下痢に効果を示します。緑内障の人は使えません。

ロペラミドを含む薬（トメダインなど）は結腸通過時間を延ばし、肛門括約筋の緊張を強め下痢を止めます。腸液分泌の抑制作用もあります。

いずれも腸閉塞既往の人は使用に要注意です。

正露丸

正露丸の成分の木《もく》クレオソートはロペラミド類似作用があり、ストレス性の下痢に有効な可能性もあります。

整腸剤（善玉菌配合の薬）

菌は大腸に生着しないため、体に合うようなら継続的に内服します。

ビフィズス菌（ビオフェルミン）は体内下剤の胆汁酸を吸着します。どちらかというと下痢に適します。

酪酸菌《らくさんきん》（強ミヤリサン）は腸管運動を促進する酪酸を産生し便秘に適します。抗生剤で乱れた腸内細菌叢《ちょうないさいきんそう》の回復にも適します。

便秘薬は常用を避ける

市販の便秘薬にはさまざまな種類があり、どれを選べばよいか迷うこともあるでしょう。大きく下記の二種類に分けられるので、タイプや状況に応じて選びます。

ただ、朝の排便習慣をつける、運動をするなど、日常的にできることをおこない（4章参照）、薬を常用するのは避けましょう。

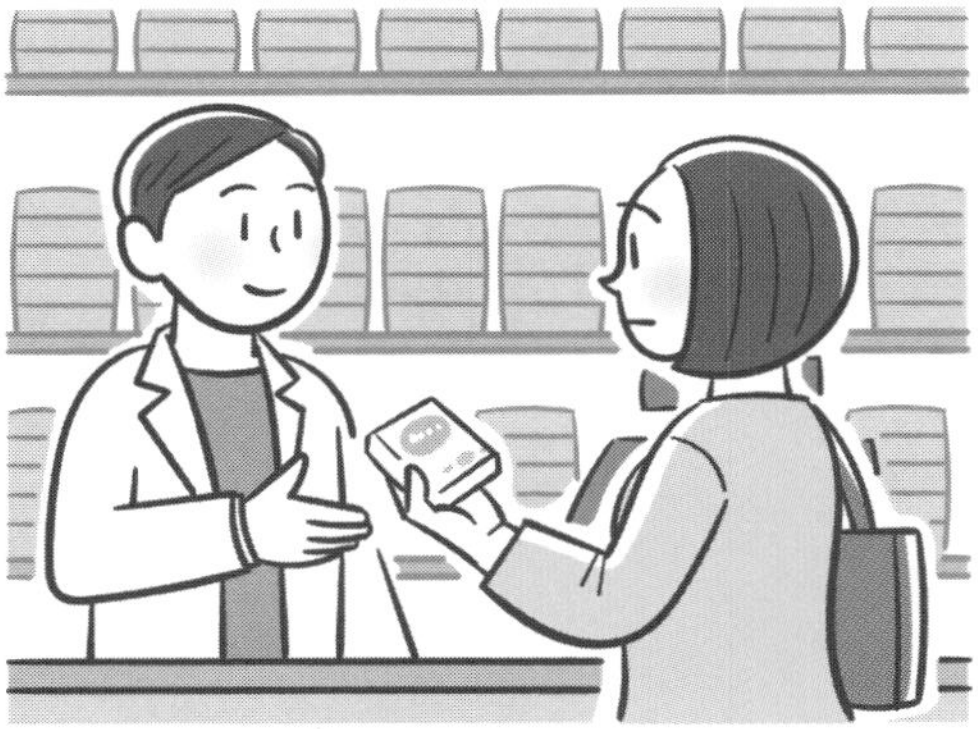

薬剤師のいるドラッグストアで相談しながら購入しても

便秘薬

腸を刺激して排便を促す下剤（刺激性）と、便をやわらかくするなどで排便しやすくする薬（非刺激性）の、２種類があります。

刺激性下剤

センナ・大黄《だいおう》・アロエ・ケツメイシなどの生薬《しょうやく》とピコスルファートやビサコジルの合成下剤があります。急性便秘や検査前に用いて大腸を空にする薬です。

大腸で強い蠕動を起こして内容物を出しきります。腸管形態型では便が出にくいので、強い腹痛や血圧の低下が起こることがあります。

下剤を使わないと便が出ないという不安から下剤依存になることもあります。週２回以上使用すると大腸がんリスクが約３倍になるとのデータもあり、頓用で使う薬です。

非刺激性

●酸化マグネシウム

腸から水分を集めて便にためることで、便をやわらかくし、大腸を動かします。腎機能が悪い人や高齢者、ほかの薬を飲んでいる人は注意が必要です。

●オリゴ糖

オリゴ糖は消化吸収されずに大腸に届き、便をやわらかくします。また、オリゴ糖は腸内細菌のエサになり、腸内細菌による分解物は腸を動かす作用があります。

オリゴ糖は長期間とっても、おおむね問題はありません。

下剤を使いすぎると便秘を悪化させることも

　刺激性下剤は大腸に届くと水分を分泌させ、強い蠕動を起こして大腸内にある便を全部排出させようとします。

　この「全部排出」というところがくせものです。

　全部排出すると、普段よりたっぷり排便されますが、これは翌日のぶんも排便してしまったから。翌日は排便するものがなくなり、量が減ってしまいます。そこで翌日、しっかり出すためにまた刺激性下剤を使って、本来排出しなくてよいぶんまで無理に排出させます。このくり返しで下剤依存に陥る人も少なくありません。

　長期に連用すると腸管神経叢へのダメージから大腸が伸びきって収縮できなくなる弛緩性便秘になります。生薬をふくむ下剤では大腸粘膜がダメージを受けて真っ黒になる大腸黒皮症（大腸偽メラノーシス）が起きます。

　刺激性下剤はつまったときのリセットや検査前の薬です。毎日飲む類の薬ではありません。

便秘薬のリスク

　刺激性下剤は大腸を一時的に空っぽにするので、翌日の排便ぶんがなくなり、そのことがリスクになります。

通常の排便

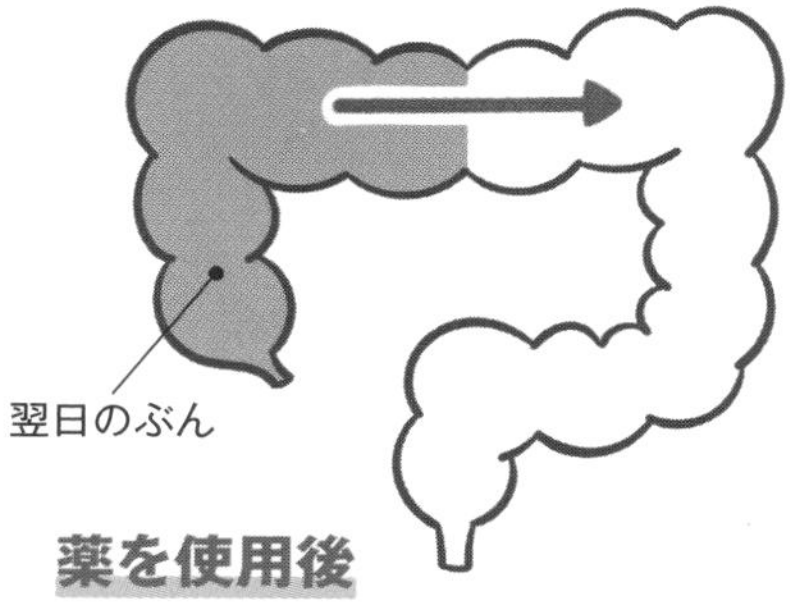

薬を使用後

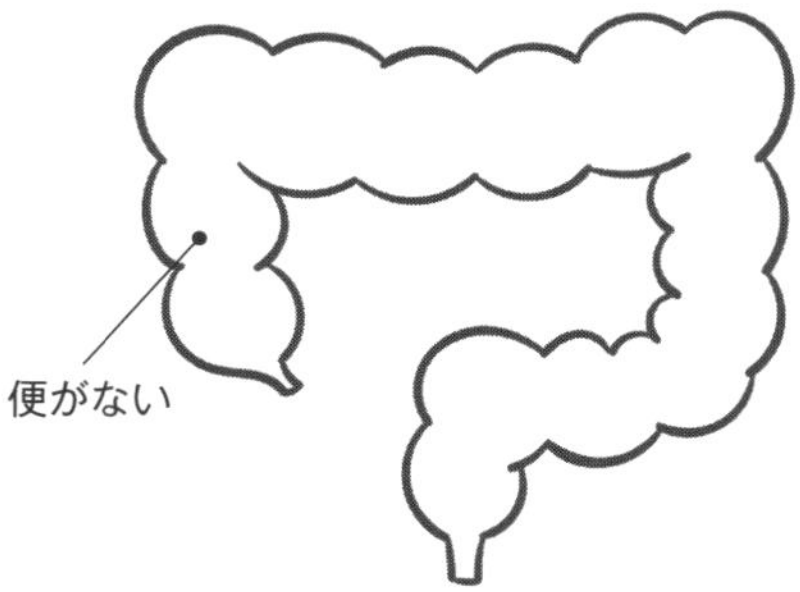

漢方薬なら便秘に安全に使えるか

　漢方薬には刺激が少ないイメージがあるかもしれませんが、大建《だいけん》中湯《ちゅうとう》を除くと大黄を含むほぼすべてが刺激性下剤なので、頓用以外はすすめられません。甘草《かんぞう》を含むものでは、血圧上昇や血中塩分バランスの乱れが起きることがあります。よく使われるのは下記のものです。

桂《けい》枝《し》加《か》芍薬湯《しゃくやくとう》：芍薬を含み、過剰な蠕動を抑えることからＩＢＳに使われます。腹部膨満症状や便秘に使われることもあります。甘草を含みます。

抑肝散《よくかんさん》：セロトニン神経や周囲の細胞に作用して神経の高ぶりを抑えます。小児から高齢者まで使われます。甘草を含みます。

大建中湯：おなかを温め緊張をゆるめる作用とともに、腸管運動を改善することから、腸閉塞を起こしたことがある方や腸管手術後にも使われます。甘草を含みません。

精神療法

メンタルケアが必要なこともある

ストレス型のIBSでは、ストレスの軽減や薬物療法などで改善しない場合、メンタルケアをおこなうことがあります。私も外来で患者さんに一種の「認知療法」をおこなっています。

ストレス型の人でなかなか改善しないなら

ストレスで大腸が動き出す体質は、一〇歳前後の思春期以降に出現し、約一〇％程度の人が有する「一生ものの体質」です。

ふとしたきっかけから起きるようになった腹痛や下痢が起きるIBSなら、これまでに述べた方法（→P64）で十分です。

ただ、家庭・学校・職場などの環境変化からメンタルの状態を崩してIBSを発症してしまった場合は、当然ながらその原因を治療しないと治りません。心療内科や精神科などを受診し、メンタルが安定するとよくなると信じて、メンタルケアを受けましょう。

メンタルケア

心療内科やメンタルクリニックを受診します。

カウンセリング

悩みや不安をカウンセラーなどの専門家に話して支援を受けます。

認知療法

病気へのとらえ方や行動パターンを変えます。久里浜医療センターでは、大腸内視鏡検査で患者さんに大腸の動きをみせて、体質を納得してもらっています。これも、認知療法の一種だと考えています。

薬物療法

抗不安薬を使うこともあります。

子どもの場合

子どもにもストレス型のIBSはあります。子どもの場合、小児科、もしくは小児外科と思春期精神科を並行して受診するのがよいでしょう（久里浜医療センターは小児診療もしています）。

思春期ごろの子どもの場合、感情面もゆらぎやすい時期ではあるので、おなかのこと以外で悩み事や不安がある場合もあります。スクールカウンセラーなどの専門家を頼るのもいいでしょう。

また、子ども自身、ストレスに気づいていない場合もあります。悩んでいても相談できない子どももいます。子どものようすに変化がないか、周りの大人が注意しましょう。

4

なにができる？
日常生活の注意

ＩＢＳは、薬に頼っているだけではなかなかよくなりません。
根本的によくなるには、なにが必要か
自分にできることはなにかを知っておきましょう。

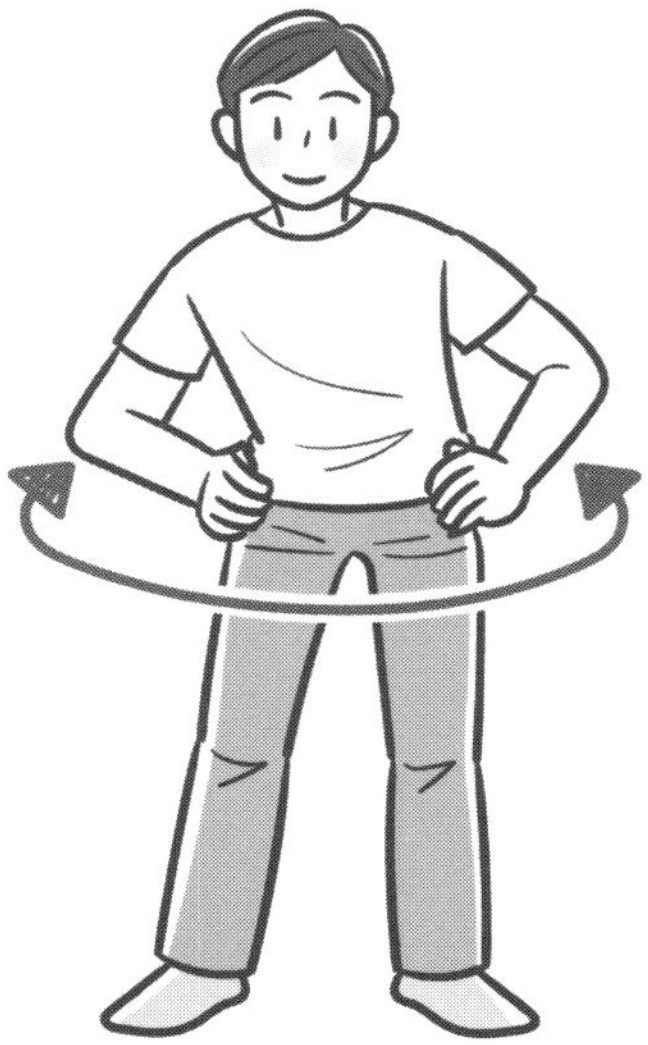

生活習慣

「よいおなかの状態」をキープする

「体質」がある人の、考え方を含めた生活習慣で起きるのがＩＢＳです。ＩＢＳになったら、まずは生活習慣を見直しましょう。規則正しい生活習慣で、よいおなかの状態がキープできます。

自律神経が腸を動かしている

大腸をはじめ身体機能は、自律神経に支配されています。内臓や血管、心臓などは、自分で動かそうと思わなくても、自律神経が支配しているのです。その自律神経のはたらきを整えるのが、規則正しい生活習慣です。

起床すると大腸が動き出し、朝ごはんを食べると体内下剤の胆汁酸の作用もあって、排便の準備がされます。このとき、しっかり排便しておけば、途中でストレスがあっても下痢が起きるリスクは減ります。「早寝早起き」まではいかなくても、「早起き＋朝ごはん」で規則正しい生活習慣になるよう心がけましょう。

続けたいこと

早起き＋朝ごはんのほかにも、おなかの状態をよく保つために、続けたいことがあります。

運　動

日本人は腸の形が四角でない人が多く、運動不足ではＩＢＳになる危険性が高まります。

私も「ラジオ体操第一」を毎朝おこなうようにして５年が経過しました。腹痛がまったく起きなくなるわけではないですが、その頻度は著しく低下しました。

年長者には親近感がわくラジオ体操ですが、若年者では難しいことも多いようです。体をひねる運動（→P94～98）をしましょう。

姿　勢

便秘型が多い若年から壮年期の女性では、姿勢改善も重要なポイントです。猫背では肝臓が骨盤内に落ち込んで大腸を押さえつけ、おなかの張り感につながります。

考え方

ＩＢＳは体質なので、一生つきあっていくことになりますが、「生活習慣のみだれに気づかせてくれたのだ」などとポジティブにとらえ、おおらかに構えましょう。

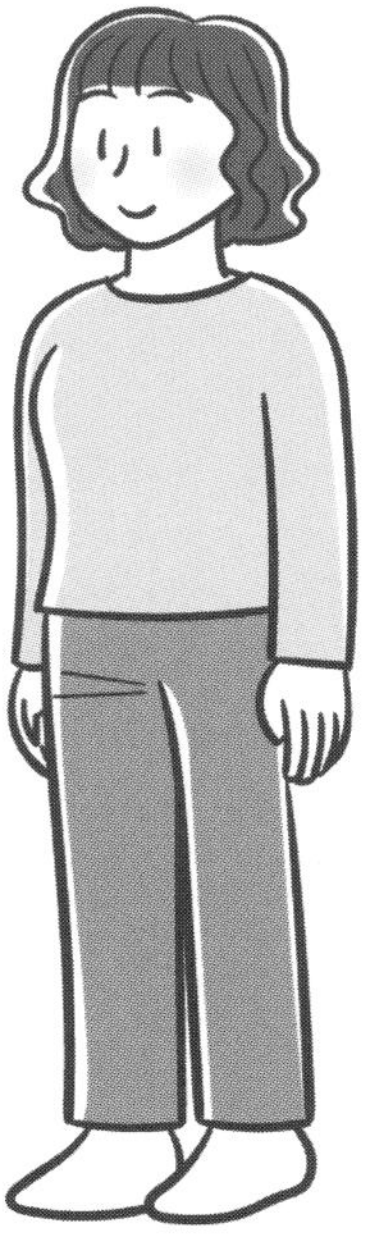

おなかに力を入れてまっすぐ立とう

朝の生活習慣

規則正しい生活習慣にするには、朝のすごし方から見直しましょう。とくに心がけたいのは、起床、食事、そしてトイレの習慣です。

早起き

もちろん前提として、しっかり眠ることが大切ですが、朝は早めの決まった時間に起きるようにします。日の光を浴びるようにすると目が覚めて、脳が動き出します。

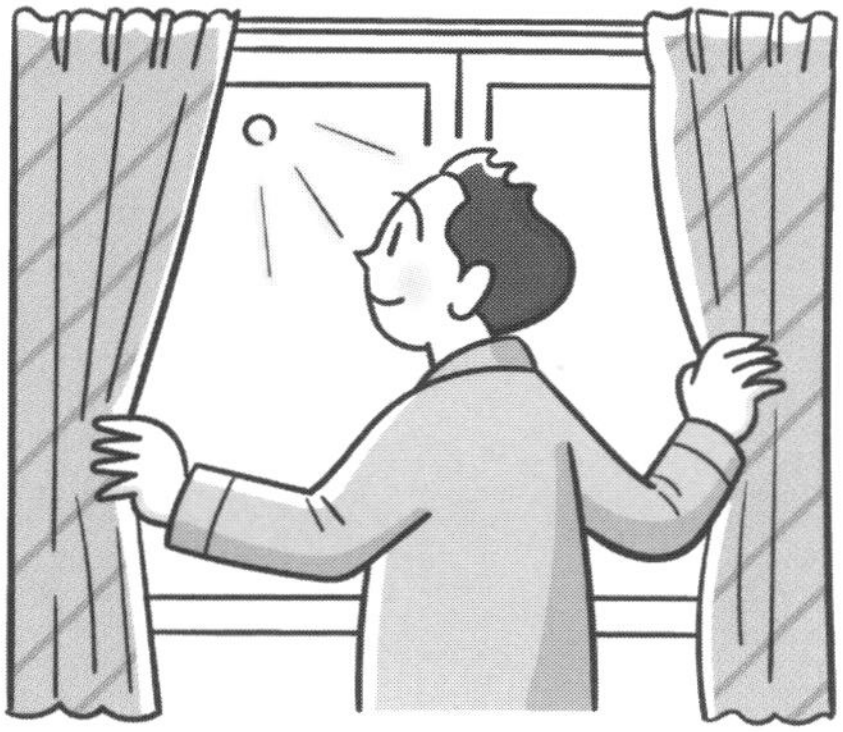

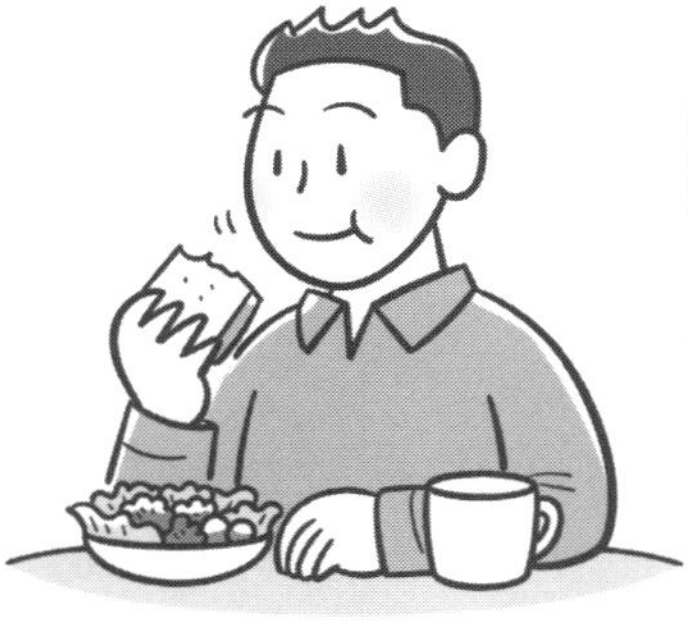

朝ごはん

朝、早めに起きるのは、余裕をもって朝ごはんを食べられるようにするためもあります。起きたらコップ１杯の水を飲むと排便につながるといわれますが、じつはその程度ではあまり影響がありません。やはり、朝ごはんをしっかりとることが必要です。

トイレ

朝食後にトイレに行く習慣をつけましょう。そのためにも、やはり朝の時間に余裕が必要です。

朝に便を出しきっておくのは胆汁性下痢型の人にはぜひおこなってほしいことです。ストレス型の人も、すでに排便はすませていると思うことで、一日安心して過ごせます。

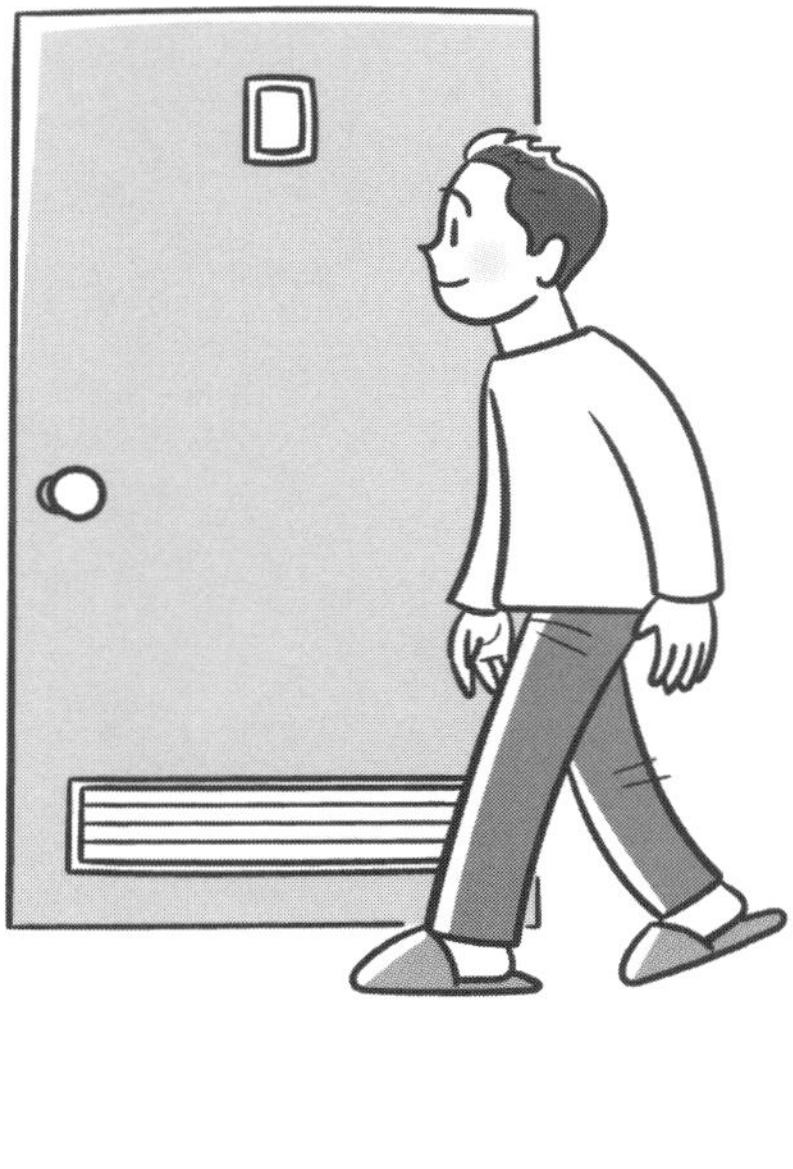

食事①

食物繊維はとりすぎにも注意

便秘がある人は、つとめて食物繊維をとろうとしますが、とればとるほどいいとはいえません。かえって便秘を悪化させることがあるからです。

食物繊維には二種類ある

食物繊維は水に溶けない不溶性食物繊維と水に溶ける水溶性食物繊維に大別できます。

不溶性食物繊維はセルロース、ヘミセルロース、キチン、キトサンなど、水溶性食物繊維にはペクチン、グルコマンナン、アルギン酸、アガロース、アガロペクチン、カラギーナン、ポリデキストロースなどがあります。一つの食品に、水溶性食物繊維と不溶性食物繊維の両方が含まれています。

とりすぎると便秘になる

便を出しやすくするためには便のかさがある程度必要です。食物繊維全般は便のかさを増して便を出しやすくします。

一方で、過剰に摂取すると、便秘が悪化することも報告されています。とくに不溶性食物繊維が該当します。

便が多すぎると出にくくなるのは自明の理で、便秘の観点では食物繊維量は適量が推奨されます。

穀物系のほうを増やしたい

食物繊維の目標摂取量は一日二〇グラムとされますが、近年の日本では一五グラム程度まで減少しています。その理由は、根菜類由来の食物繊維が減ったわけではなく、穀類由来の食物繊維が減ったためといわれています。

穀物由来の食物繊維が減ったというと意外ですが、以前より精米度合いが進んだ白米を食べるようになったこと、納豆を含め豆類の摂取が減ったことが原因です。

なお、白米には食物繊維がほとんど含まれていませんが、一度冷やすとレジスタントスターチという消化しにくい結晶をつくり、食物繊維同様の効果を示します。

食物繊維は根菜類だけでなく穀物からもバランスよく適量とることが重要です。

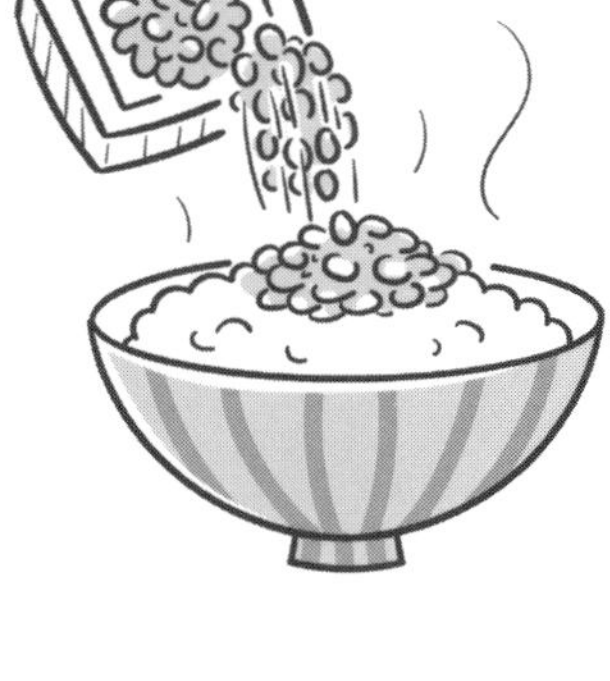

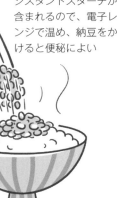

一度冷めた白米にはレジスタントスターチが含まれるので、電子レンジで温め、納豆をかけると便秘によい

食物繊維の含有量

1つの食品に、水溶性食物繊維と不溶性食物繊維の両方が含まれています。便秘の人は、不溶性食物繊維が多い食品ばかりをとりすぎないよう注意しましょう。白米と玄米は、冷えることで、食物繊維と同じ働きをするレジスタントスターチが増えます。

（g）

	食品	水溶性食物繊維	不溶性食物繊維
主食	白米	0	0.5
	玄米	0.7	2.3
	食パン（角形）	0.4	1.9
	フランスパン	1.2	1.5
	全粒粉パン	0.9	3.6
	スパゲッティ（ゆで）	0.5	1.2
	そば（ゆで）	0.5	1.5
いも類	さつまいも（皮なし）	0.6	1.6
	さといも（水煮）	0.9	1.5
	板こんにゃく	0.1	2.1
	じゃがいも（皮なし）	0.4	0.8

	食品	水溶性食物繊維	不溶性食物繊維
豆類	納豆	2.3	4.4
	あずき（こしあん）	0.3	6.5
野菜	えだまめ（ゆで）	0.5	4.1
	おくら（ゆで）	1.6	3.6
	西洋かぼちゃ（ゆで）	0.9	3.2
	ごぼう	2.3	3.4
	だいこん（皮なし）	0.5	0.8
	たまねぎ	0.4	1.0
	にんじん（皮なし）	0.6	1.8
	しいたけ	0.4	4.1

八訂食品成分表2024による。可食部100ｇに含まれる食物繊維量
いも類、野菜は注釈のないものは生の数値

1食のめやす

1食に含まれる食物繊維は、総量でこのようになる例があります。

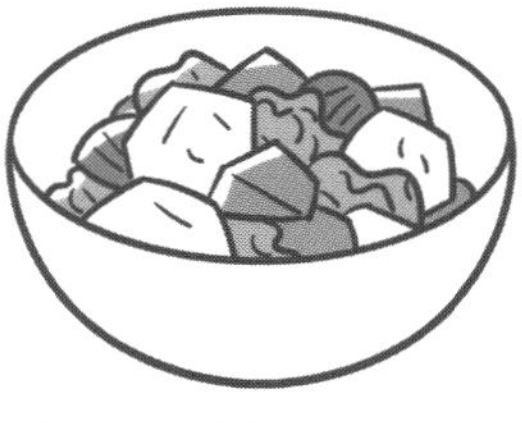

●肉じゃが

牛肉、じゃがいも、にんじん、たまねぎを使用。１食130ｇとして、食物繊維は1.7ｇ含まれる

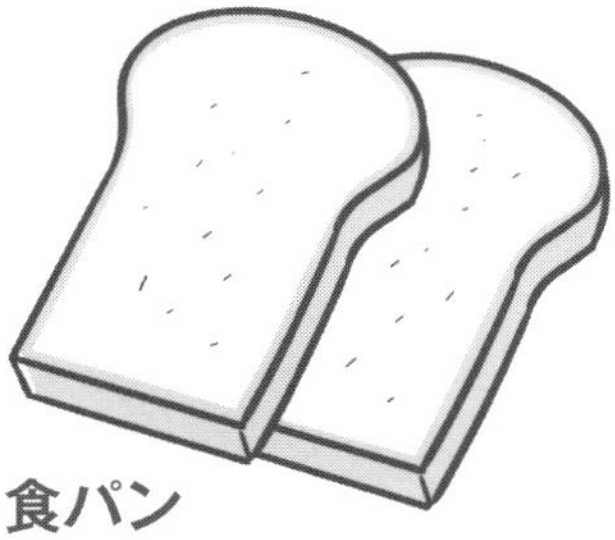

●食パン

６枚切りの食パンを２枚食べるとしたら、食物繊維は4.6ｇになる

八訂食品成分表2024による

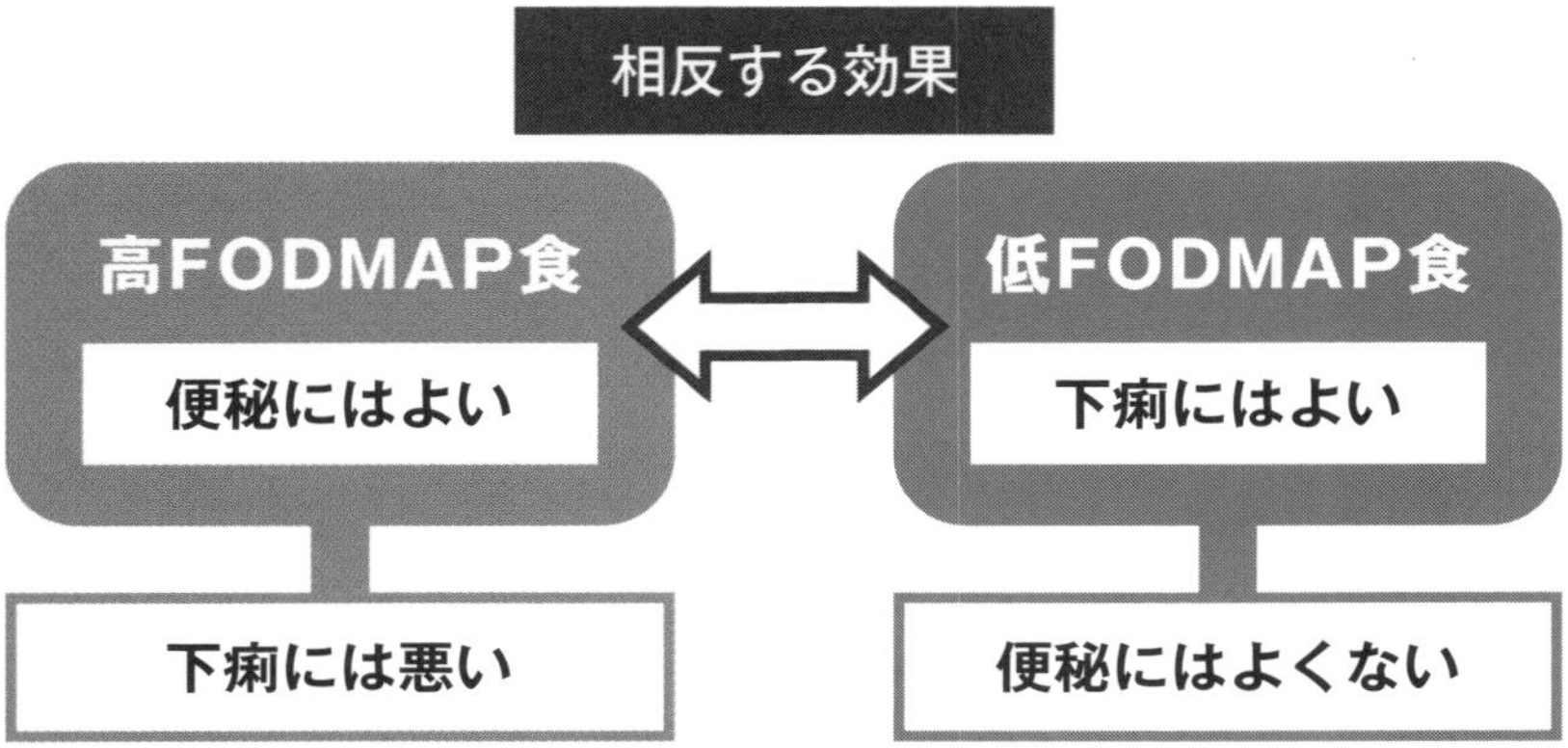

食事❷ 便通は大事だが食の楽しみも大事

ＩＢＳ患者さんは、下痢や便秘を誘発する食品を避けようと細心の注意をはらいます。けれど、便通を気にするあまり、食の楽しみまで制限するのは本末転倒かもしれません。

一方によい食事はもう一方によくない

便秘によい食事は下痢に悪く、下痢によい食事は便秘にはよくないのは当然です。

例えば、便秘にはよい発酵性糖質ＦＯＤＭＡＰや脂質は、過剰にとると下痢の原因になります。

そもそも発酵性糖質ＦＯＤＭＡＰは人類が消化吸収を得意としない食事で、腸内細菌がガスを発生させ、便をゆるくします。

それでは低ＦＯＤＭＡＰ食ならＩＢＳの症状を改善するかというと、すべてのＩＢＳに有効なわけではありません。下痢型ＩＢＳによい＝便秘型ＩＢＳに悪いということです。消化のよいものたちは、便秘解消には向きません。

原因になる食材だけを制限する

高ＦＯＤＭＡＰ食の典型例に牛乳に含まれる乳糖があります。

乳糖は興味深いことに人類のみならず哺乳類全般が成体になると消化能力が低下するといわれています。

そもそも消化能力には個人差があり、だれでもすべての高ＦＯＤＭＡＰ食が消化できないわけではありません。高ＦＯＤＭＡＰ食をすべてやめることは栄養的にも、そして食の楽しみ的にも問題です。快便も大切ですが快食も大切です。高ＦＯＤＭＡＰ食のうちどれがとくに下痢を悪化させるかを試して、それだけを減らすというのが正しい対処法です。

嗜好品も個人差を考慮

嗜好品もＩＢＳの症状を悪化させることがあります。過剰なコーヒーやアルコールの摂取は、腸管運動を促進させて下痢を起こさせます。食事の味の楽しみにかかわる香辛料も、下痢を誘発するきっかけになります。

　こうした嗜好品なども、個人によって適量は異なりますが、個人差があることを念頭に摂取量を調整しましょう。

とりすぎに注意

- コーヒーなどカフェインが含まれるもの
- アルコール
- 刺激の強い香辛料

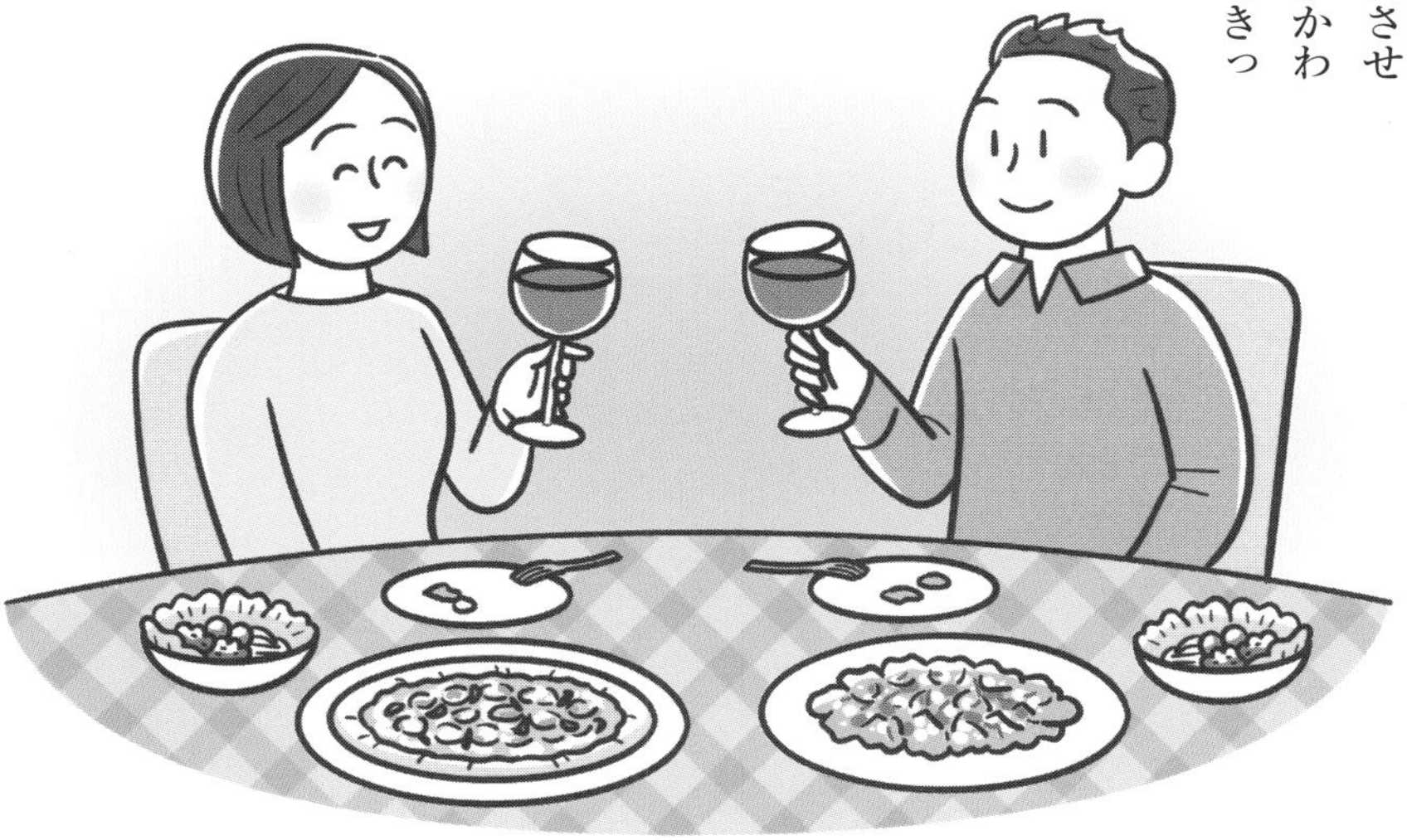

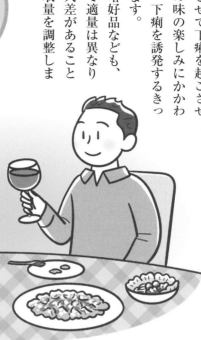

ピザ、パスタ、サラダ、カルパッチョ、ワイン……むやみに避けずに、楽しい食事を

好きだったものがいやになったら

　ＩＢＳと同じ消化器の機能性疾患に「機能性ディスペプシア」があります。機能性ディスペプシアは、検査では異常がみつからないのに、胃もたれ、胃（とくにみぞおちのあたり）の痛み、吐き気などが起こる病気です。

　機能性ディスペプシアでは、原因となる食物が好きではなくなる現象があるそうです。自分に合うもの、合わないものは、意識しなくても体が教えてくれるということでしょう。

　ＩＢＳ下痢型の患者さんも、最近の好き嫌いの傾向を考えてみてはいかがでしょう。以前はふつうに食べていたのに、好きではなくなった食材が出たら、それが体に合わなくなった徴候かもしれません。高ＦＯＤＭＡＰ食すべてを制限しなくても、そうした食品だけを減らしてみましょう。

ストレス対処❶

心身のリラックスで病気から離れる

IBSになると病気のことをずっと考えがちです。考えることで病気がよくなればよいのですが、かえって悪くなることが多いのがIBSです。心身をリラックスさせて病気から離れましょう。

「自律訓練法」と「マインドフルネス」

ストレス型のIBSは「なんらかのストレス」で発症します。そこに「病気のことを考えるストレス」が加わるので、悩めば悩むほど症状が悪化してしまいます。

ストレス型でなくてもIBSでは、痛みに対する知覚が研ぎ澄まされます。痛みはストレスになり、つねに緊張しています。

ストレス解消はIBSの治療ではとても重要なポイントです。ストレス解消には自律訓練法やマインドフルネスが効果的です。体をリラックスさせることで、心の緊張もとれてきます。一日に一回はおこない、心も体もリラックスさせましょう。

自律訓練法

自律訓練法はドイツの精神科医ヨハネス・ハインリヒ・シュルツが提唱した自己催眠・リラクセーション法です。ストレス緩和の効果があり、心身症や神経症などに有効とされています。一日の終わりの就寝前などにおこなう習慣をつけるとよいでしょう。

① 準備をする

体をしめつけるネクタイやベルトなどをはずす。スマホなど気が散るものは置かず、静かな場所で横になるか椅子に座って、気持ちを落ち着ける

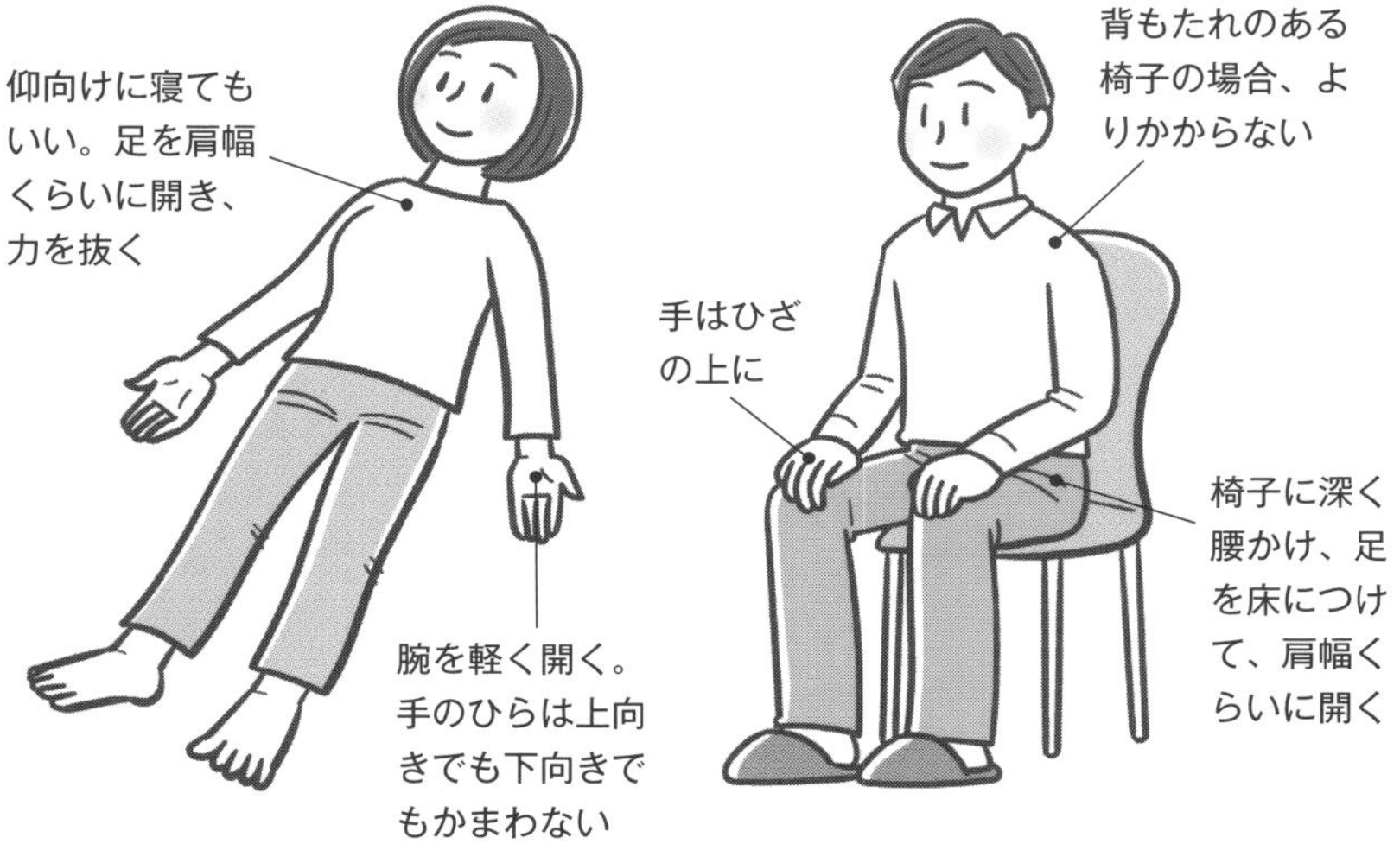

仰向けに寝てもいい。足を肩幅くらいに開き、力を抜く
腕を軽く開く。手のひらは上向きでも下向きでもかまわない
背もたれのある椅子の場合、よりかからない
手はひざの上に
椅子に深く腰かけ、足を床につけて、肩幅くらいに開く

② ゆっくり呼吸する

軽く目をとじ、ゆっくり呼吸をする。口元の力も抜く

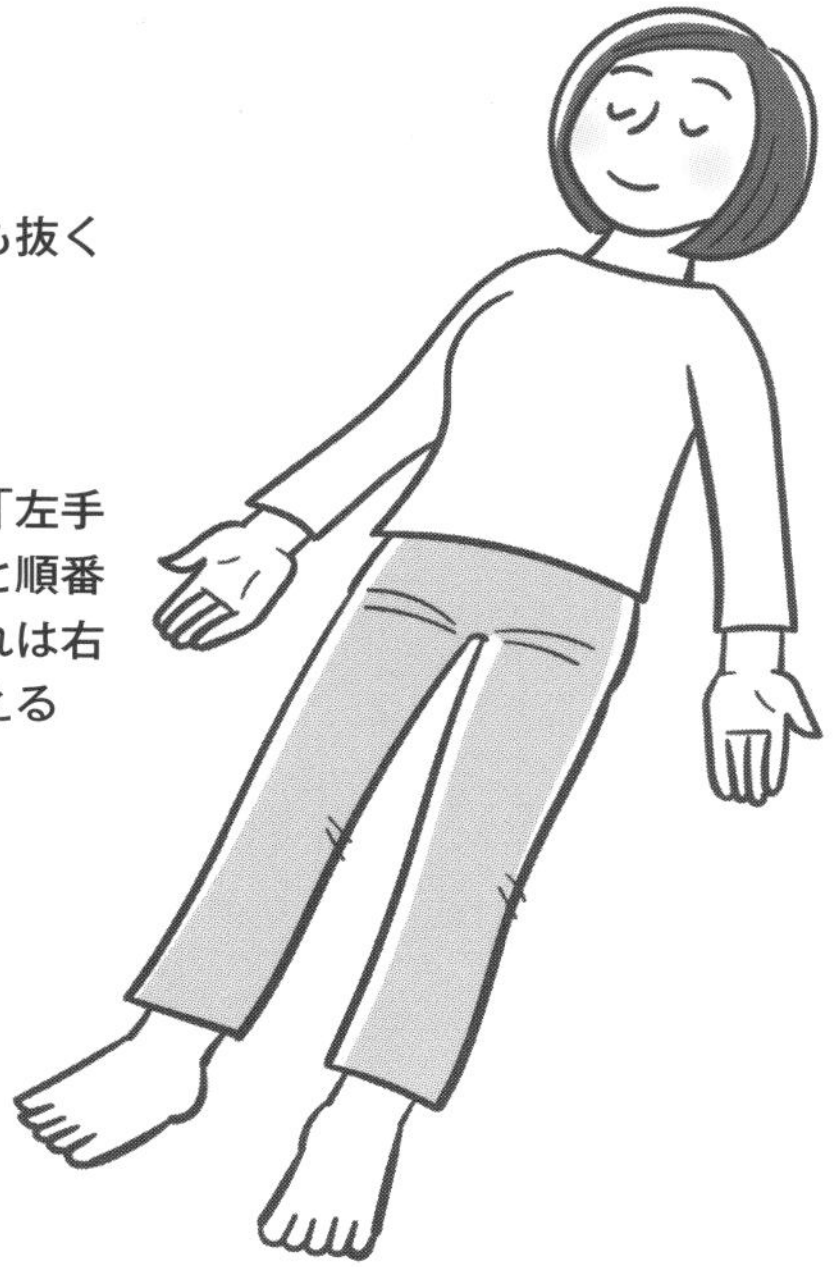

③ 手足の重さを感じる

気持ちが落ち着いてきたら、「右手が重たい」「左手が重たい」「右足が重たい」「左足が重たい」と順番に意識を向ける。心の中で何回かくり返す。これは右利きの人の場合で、左利きの人は左右を入れ替える

④ 手足の温かさを感じる

「右手が温かい」「左手が温かい」「右足が温かい」「左足が温かい」と意識を向ける（右利きの人）。心の中で何回かくり返す。左利きの人は左右を入れ替える

⑤ 消去動作をおこなう

リラックス状態をもとに戻すために右図のような動作をおこなう

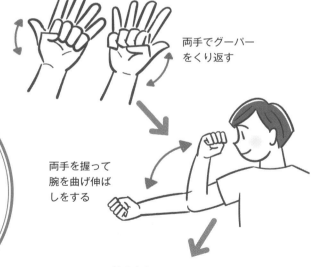

両手でグーパーをくり返す

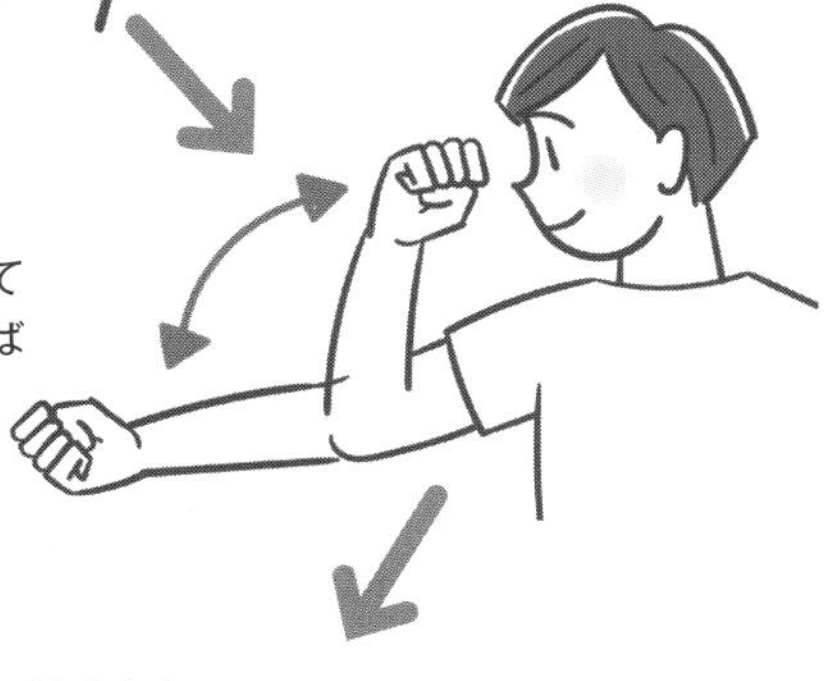

両手を握って腕を曲げ伸ばしをする

そのあと、立ち上がって伸びをし、深呼吸をする

⚠ 注意

　頭痛を起こしやすい人、糖尿病のある人、腰痛のある人、心臓疾患のある人、精神疾患のある人は、そうした持病の症状が起こる可能性があります。

　自律訓練法をおこなう前に主治医に相談しましょう。

マインドフルネス

マインドフルネスは、ストレスや不安を取り除き、心を休めるリラクセーションです。
「過去の経験」や「先入観」にとらわれることなく、五感に意識を集中させます。「現在の気持ち」「現在の身体状況」といった現実をあるがままに知覚し、現実に受け入れられている状態を感じて、リラックスします。

マインドフルネスにはいくつかの方法がありますが、下記の「瞑想」はそのひとつの方法とされます。

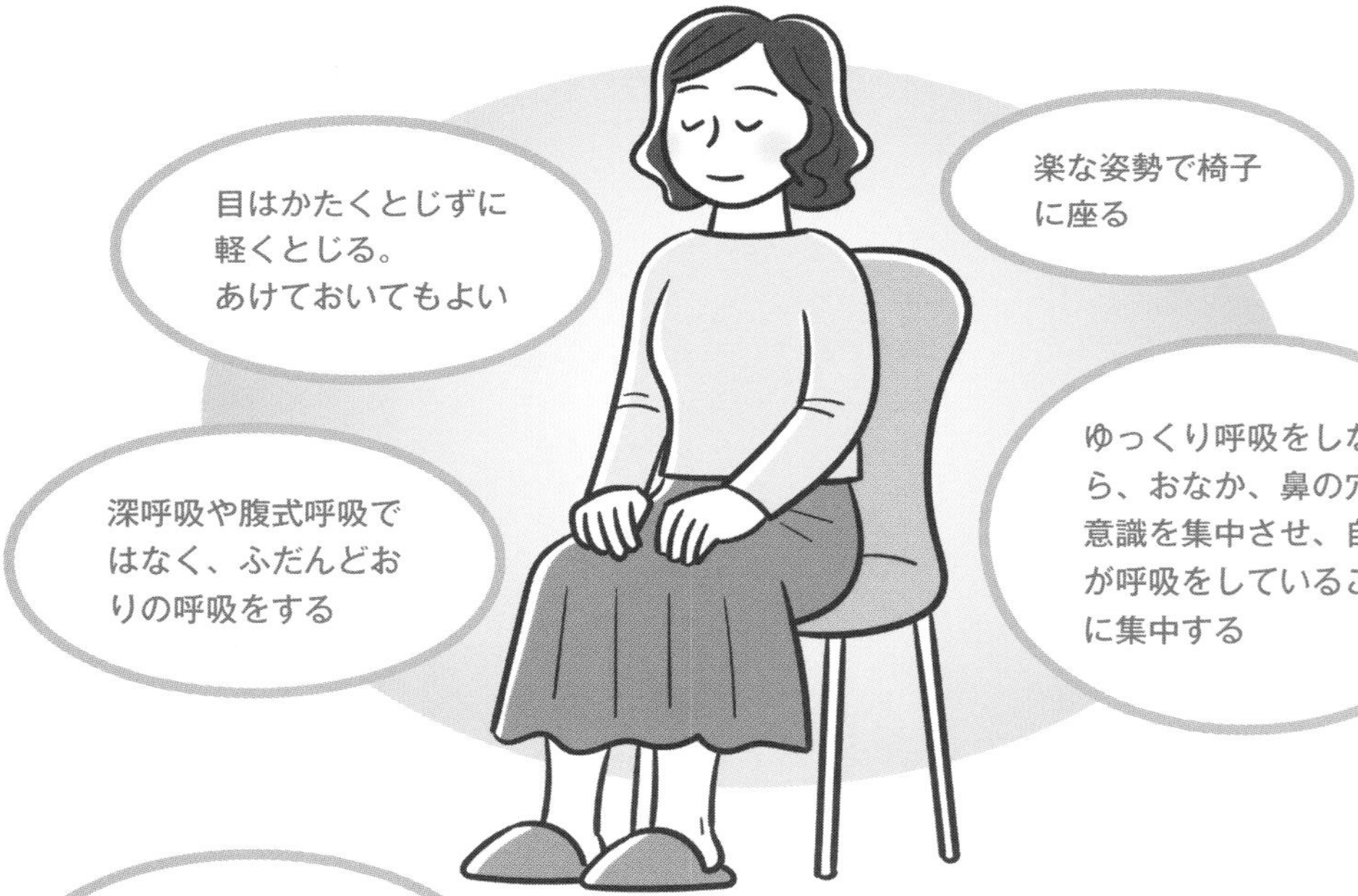
目はかたくとじずに軽くとじる。あけておいてもよい
楽な姿勢で椅子に座る
深呼吸や腹式呼吸ではなく、ふだんどおりの呼吸をする
ゆっくり呼吸をしながら、おなか、鼻の穴に意識を集中させ、自分が呼吸をしていることに集中する
雑念がわいてきたら、呼吸をしていることに意識を戻す

運動でも

瞑想というと難しそうですが、じつは運動に集中することでもマインドフルネスの状況が得られます。

運動に集中するとその時間は「現在の気持ち」や「現在の身体状況」に集中し、「過去の経験」や「先入観」を忘れることができ、つまり「マインドフル」な状態が得られるのです。

ストレス対処❷

ストレス型は考え方のトレーニングを

「なったら困ること」や「なったらいやなこと」を考えて、事態が改善するのでなければ、考えないほうが得です。トレーニングをして、考え方を変えましょう。

「不安的中」の状態を自分でつくりだしている

体調が悪いと思考がネガティブになりがちですが、「なったら困ること」や「なったらいやなこと」をずっと考えていませんか。

それでは、昔から「不安的中」と言われるように、その「困ること」や「いやなこと」が起きやすくなるのではないでしょうか。

自分で「不安的中」させるのは残念です。

「なったら困ること」や「なったらいやなこと」を考えないようにする。そして考え方を変える。

その方法のひとつは、スポーツの試合で雲行きが怪しくなったときにみんなでおこなう「深呼吸」です。「深呼吸」は考えのリセット方法です。

テレビ番組で、ストレス性による便秘「けいれん性便秘」には、「便秘のことを考えはじめたら深呼吸する」という対処法を公開したことがあります。すると、それだけですっかりよくなったとの喜びのお手紙をいただきました。

ストレス型では考え方のトレーニングも大切です。

考え方のトレーニング

事態を悪くするような考え方をとめ、改善する考え方へ切り替えるトレーニングです。

「なったら困ること」や「なったらいやなこと」を考え出したら、その考えをとめる

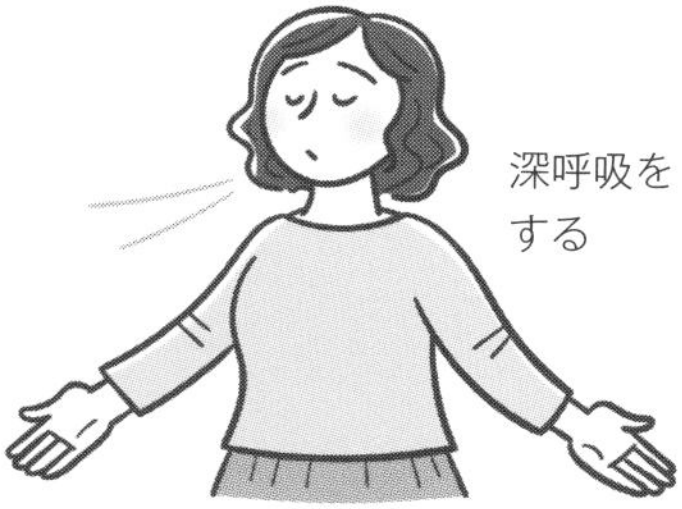

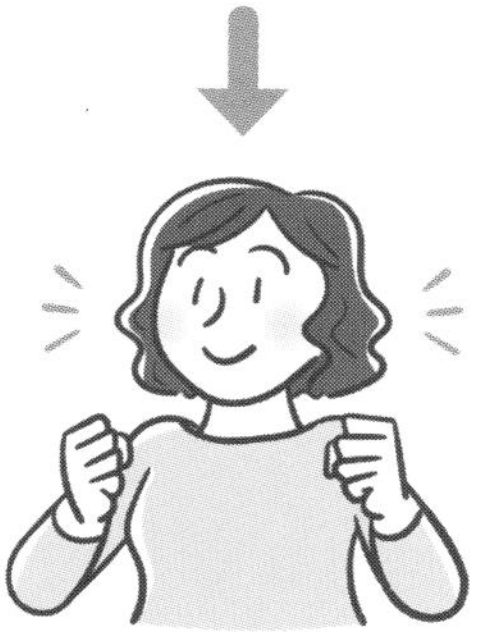

「なりたいこと」や「楽しいこと」を考える

マッサージ

腸のマッサージで便通をよくする

便秘型のIBSには、おなかのマッサージが有効との論文があります。ただし、効果のある場所をマッサージすることがポイントです。

腸の形と問題の場所に合ったマッサージを

以前から、便秘には「のの字マッサージ」がよく知られていました。ただ、多くの人は腸が四角くないので、「の」の形をしていません。ですから「のの字マッサージ」はあまり効果がないと言わざるを得ません。

私は「ねじれ腸」「落下腸」に合った腸のマッサージを紹介しています。このマッサージは大腸内視鏡を大腸に送り込むときに使うおなかの圧迫方法にヒントを得たものです。内視鏡が腸の曲がりに引っかかったときには、おなかを押すことで腸の曲がりをゆるめて内視鏡を送り込みますが、これがねじれ腸や落下腸に引っかかった便を出しやすくするのに役立つだろうというものです。

大腸の中で、便は水分が吸収されてだんだんかたくなっていきます。すなわち大腸の上流では便はゆるく、出口に近い下流ではかたくなっています。出口に近い下流で大腸の形に問題があると便が引っかかるわけですから、マッサージすべきは大腸の下流、後半部分なのです。

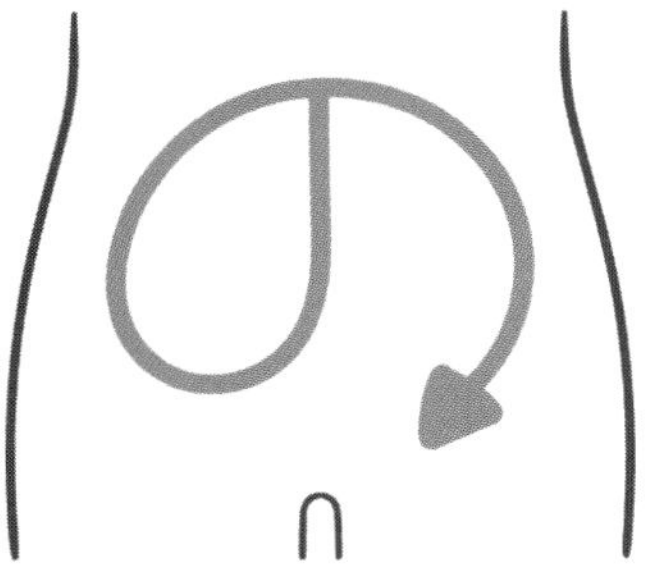

「の」の字の形におなかを押して刺激するのが「のの字マッサージ」。実際には効果がないようだ

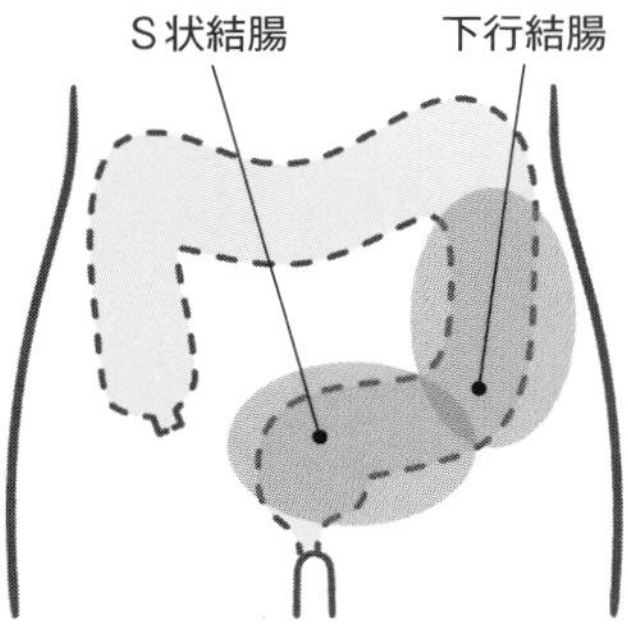
S状結腸
下行結腸

マッサージをするなら、かたくなった便が引っかかる場所――大腸の下流

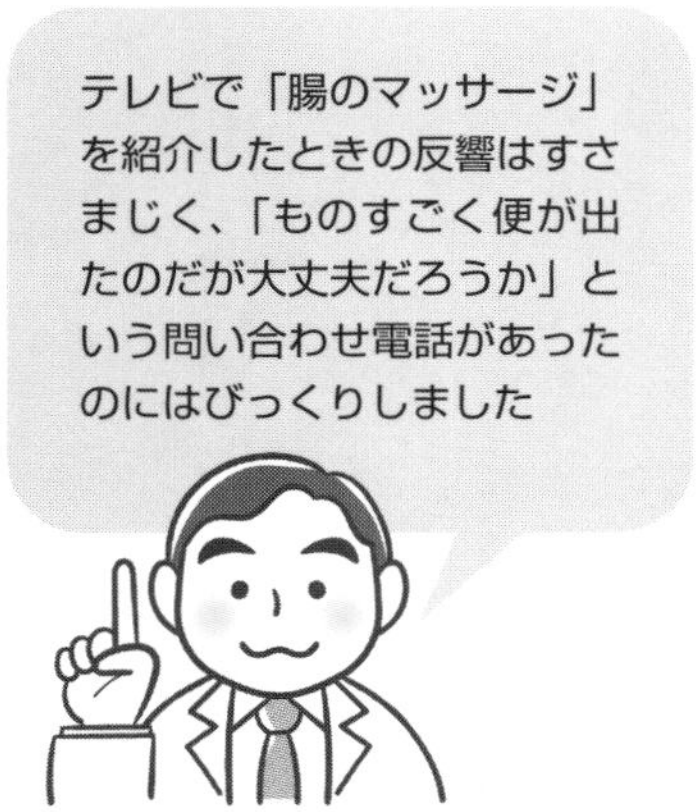
テレビで「腸のマッサージ」を紹介したときの反響はすさまじく、「ものすごく便が出たのだが大丈夫だろうか」という問い合わせ電話があったのにはびっくりしました

S状結腸マッサージ

おへそから恥骨の上端（下腹部）へ向かって、次にその逆方向へとマッサージします。S状結腸のねじれ腸の人に適しています。

① あおむけに寝る

ひざを軽く曲げる
腰の下にクッションを入れると、腸が上がるので効果アップ

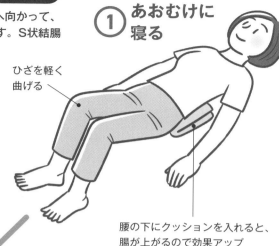

\\ リラックスして //

おなかに力が入っていると、マッサージの刺激が腸に届きません。おなかの力を抜き、リラックスしておこないましょう。ひざを軽く立てるのも、リラックスに一役かっています。

② 上から下へ押していく

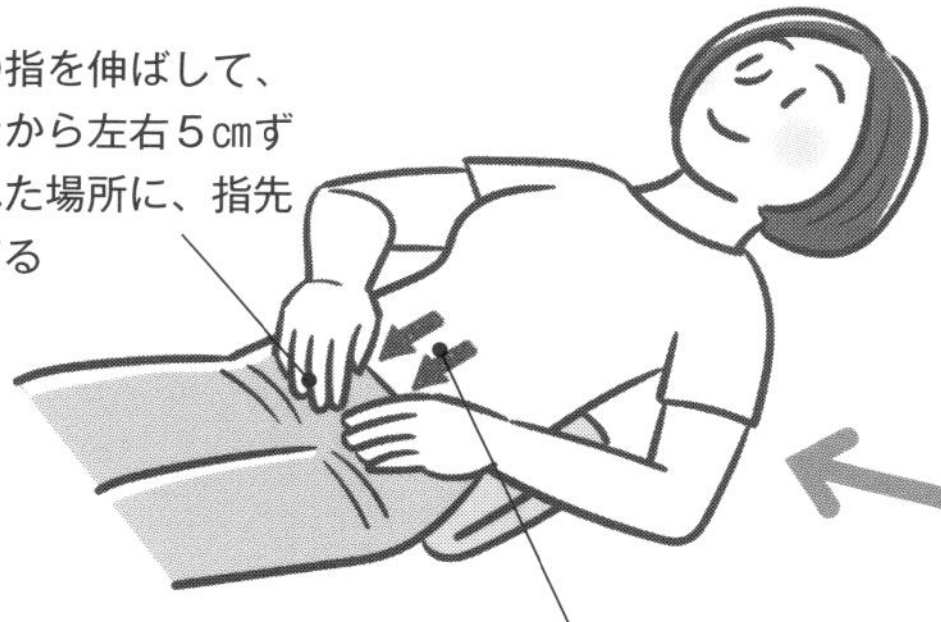
両手の指を伸ばして、おへそから左右５㎝ずつ離れた場所に、指先を当てる
左右交互にトントン押して、Ｓ状結腸を揺らしながら、恥骨の上端まで下がっていく

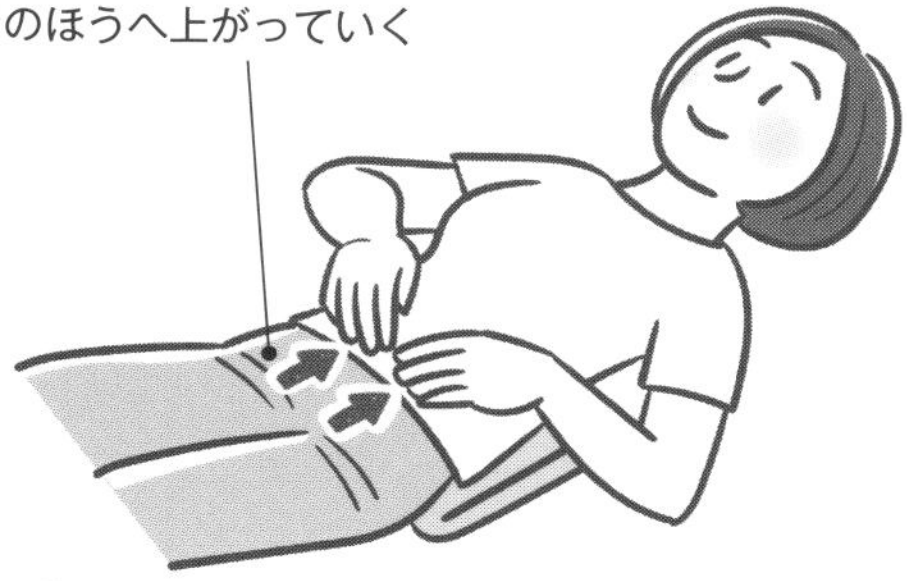
恥骨にふれたら、逆方向へ。トントン押して腸を揺らしながらおへそのほうへ上がっていく

③ 下から上へ押していく

②と③を1分間くり返す

拍動にふれたら

注意

おなかには太い血管が通っています。ドクドクする拍動に指先がふれたら、そこは強く押さず、おなかが少し沈む程度の力で押せば十分です。

下行結腸マッサージ

体の中心線とおなかの左端を指先ではさんで、胸の下（おへその左下）から骨盤の上端まで上下しながらゆさゆさ揺らします。体の左端を通る下行結腸のねじれ腸に適しています。

＼＼朝がおすすめ／／

その日出すべき便がたまっている場所。朝に排便するよう、起きる前にふとんの中でおこなうと効果的です。

① あおむけに寝る

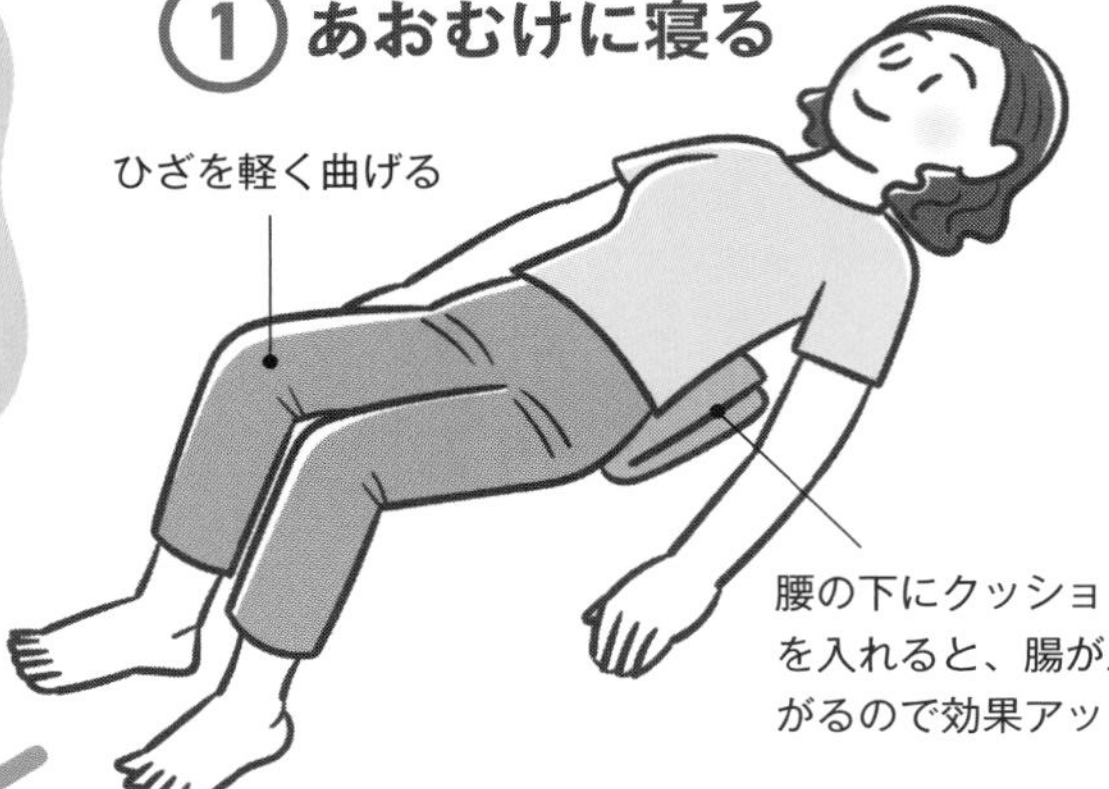

ひざを軽く曲げる
腰の下にクッションを入れると、腸が上がるので効果アップ

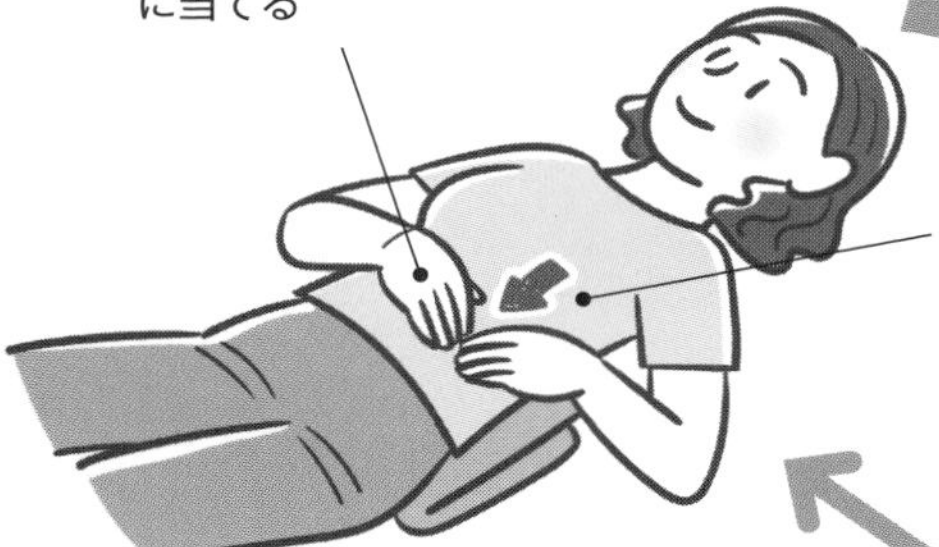

指先を伸ばし、右手の指先はおへその左へ、左手の指先は左わき腹に当てる
左右交互にトントン押して、下行結腸をはさんでゆさゆさ揺らすようにしながら、下がっていく

② 上から下へ

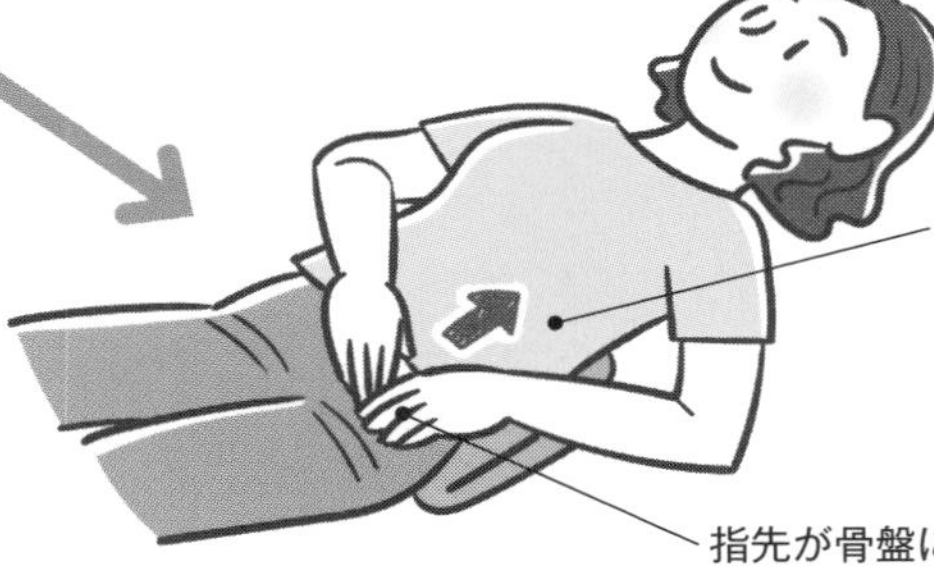

トントン押しながら、腸をゆさゆさ揺らすように
指先が骨盤に当たったら、今度は逆方向へ

②と③を
１分間くり返す

③ 下から上へ

押し上げマッサージ

恥骨の上端からおへその方向に向かってゆさゆさと押し上げます。

＼＼ 全員におすすめ ／／

とくに落下腸の人に適していますが、腸全体が揺らされるので、ＩＢＳの人全員におこなってほしいマッサージです。

① あおむけに寝る

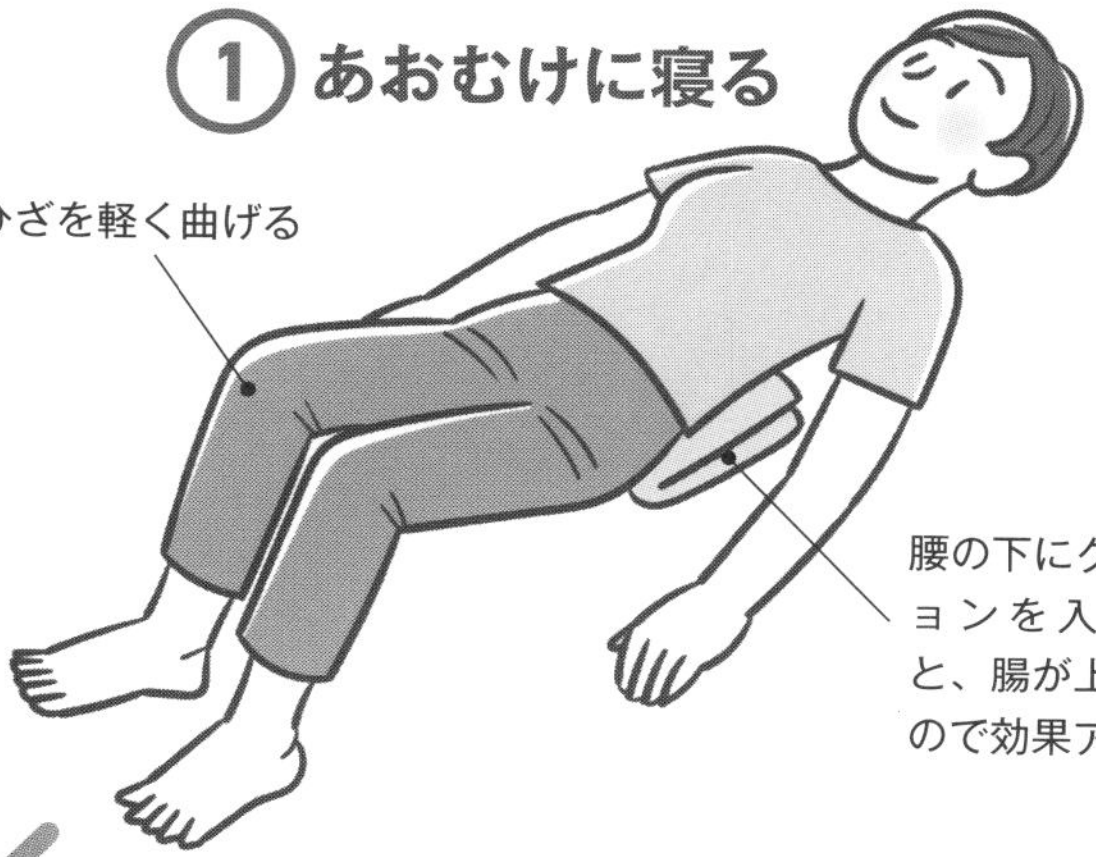

ひざを軽く曲げる

腰の下にクッションを入れると、腸が上がるので効果アップ

② 恥骨の上からおへそへ向かって押す

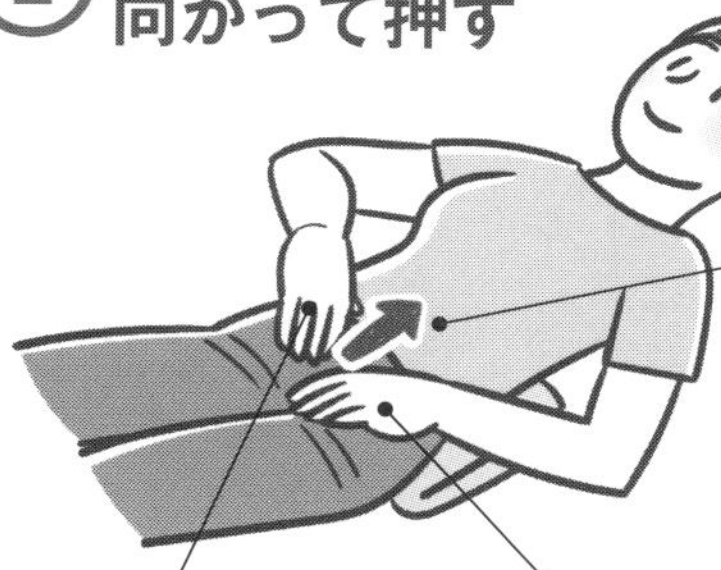

大腸を揺らしながら押し上げるように

指を伸ばして、恥骨のすぐ上（足の付け根）に指先を当てる。おなかを持ち上げるように揺らしながら、おへその下まで押していく

おなかが少しへこむぐらいの力で押す

③ 右下腹部を押す

右足の付け根に両手の指先を当て、②と同じように大腸を揺らしながら上へ押していく

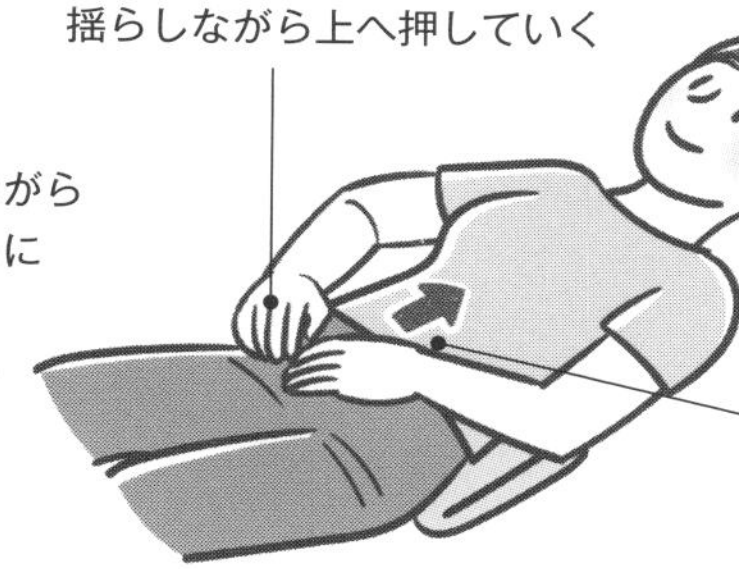

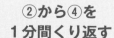

おへその下まで。大腸を押し上げるように、揺らしながら押す

④ 左下腹部を押す

左足の付け根に両手の指先を当て、②と同じように大腸を揺らしながら上へ押していく

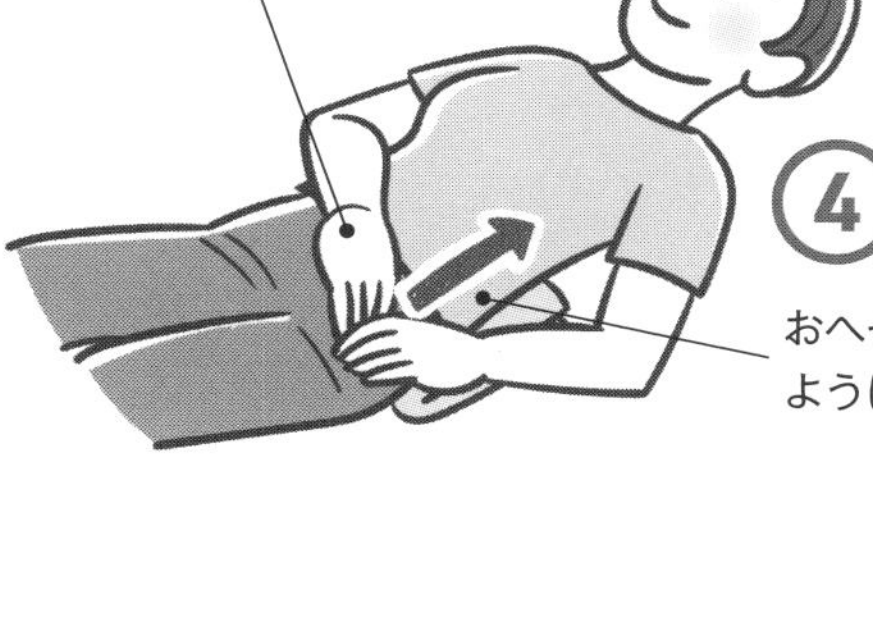

おへその下まで。大腸を押し上げるように、揺らしながら押す

②から④を
１分間くり返す

運動

体をひねる体操で腸を動かそう

「おなかにいいリズム体操（立位編・座位編）」は、ＩＢＳの人向けに、東京女子体育大学新体操競技部の秋山エリカ先生が考案した体操です。新体操の準備体操から発展させた動きをとりいれています。

年齢を問わず　だれもができる体操

「おなかにいいリズム体操」は、ラジオ体操よりひねりとストレッチを強化させ、リズムにのって継続しやすいよう設定しています。

若い人や、年配者のラジオ体操からのステップアップにもご活用ください。

おなかにいい　リズム体操

立位編を紹介します。さあ、体を動かしましょう。

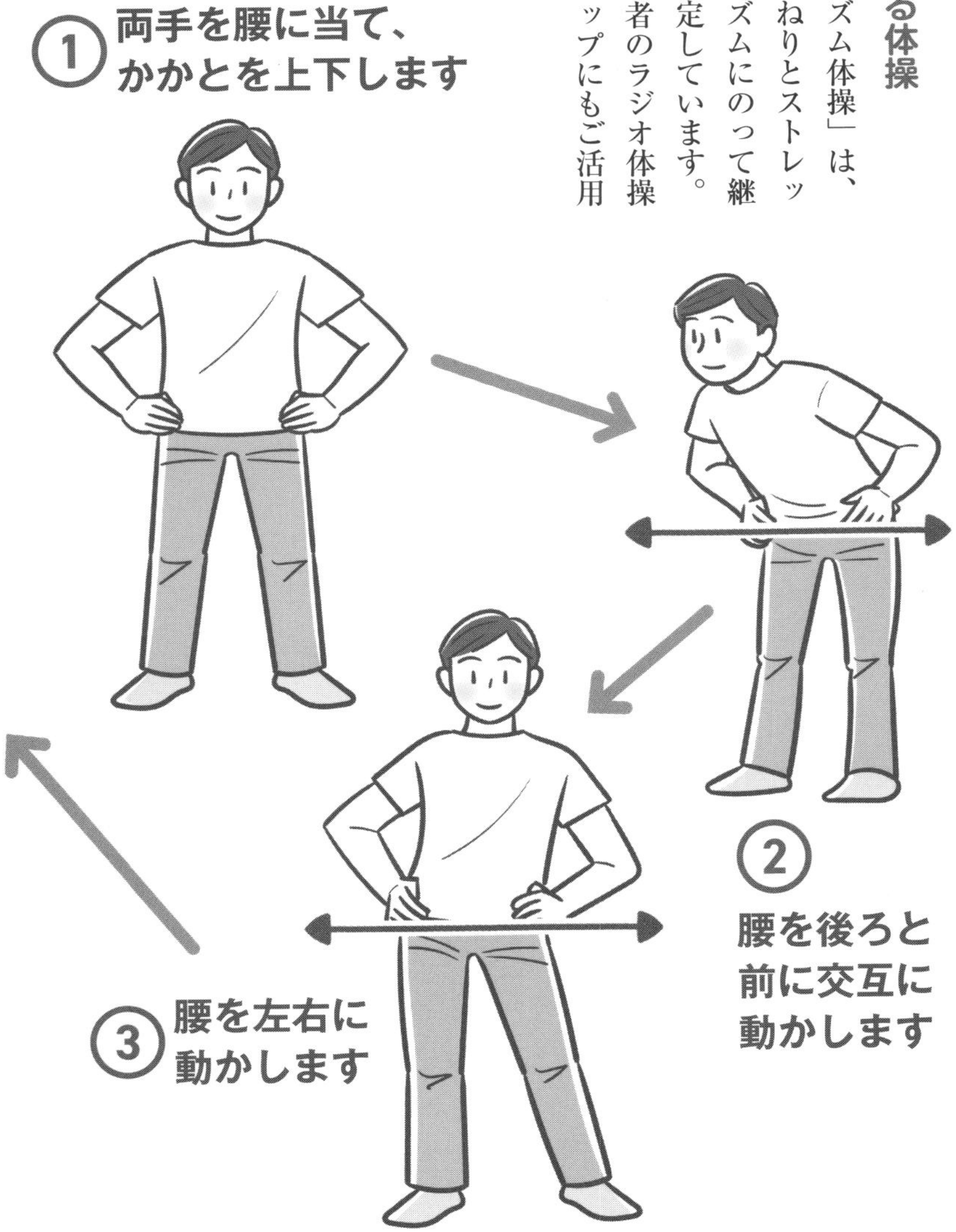
① 両手を腰に当て、かかとを上下します
② 腰を後ろと前に交互に動かします
③ 腰を左右に動かします

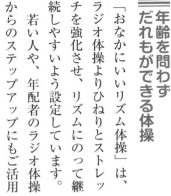

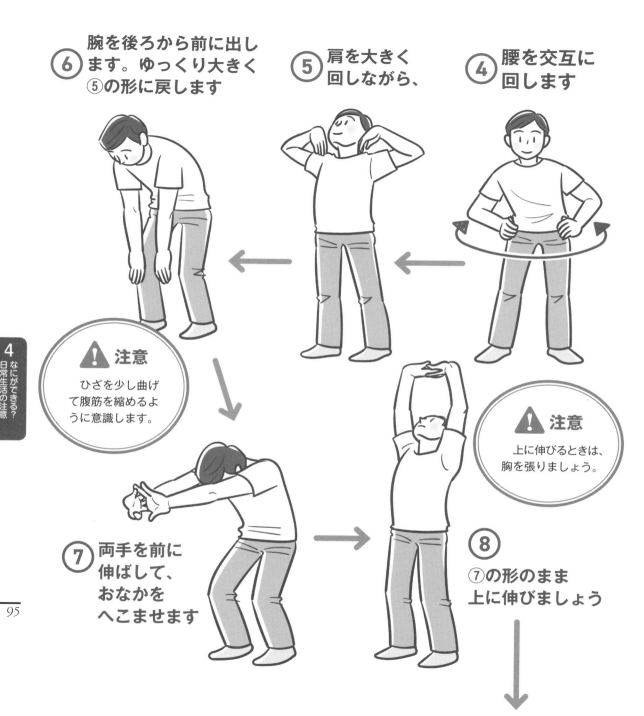

④ 腰を交互に回します

⑤ 肩を大きく回しながら、

⑥ 腕を後ろから前に出します。ゆっくり大きく⑤の形に戻します

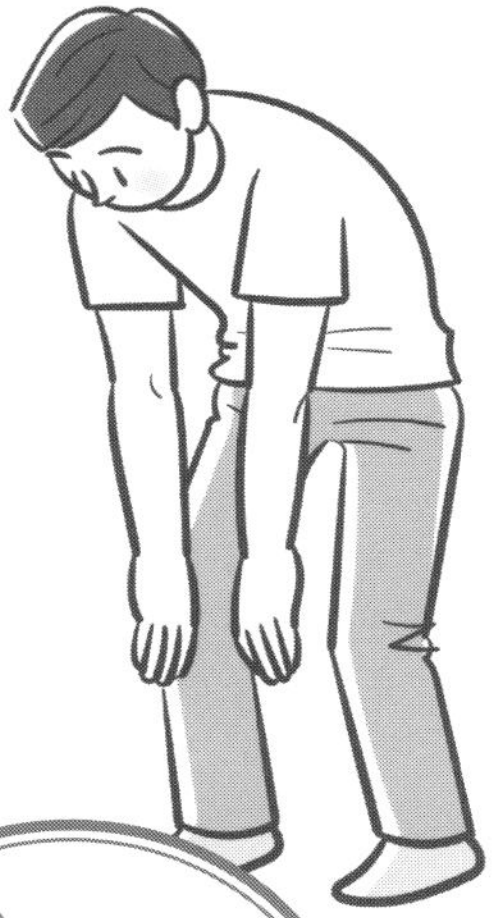

注意

ひざを少し曲げて腹筋を縮めるように意識します。

⑦ 両手を前に伸ばして、おなかをへこませます

⑧ ⑦の形のまま上に伸びましょう

注意

上に伸びるときは、胸を張りましょう。

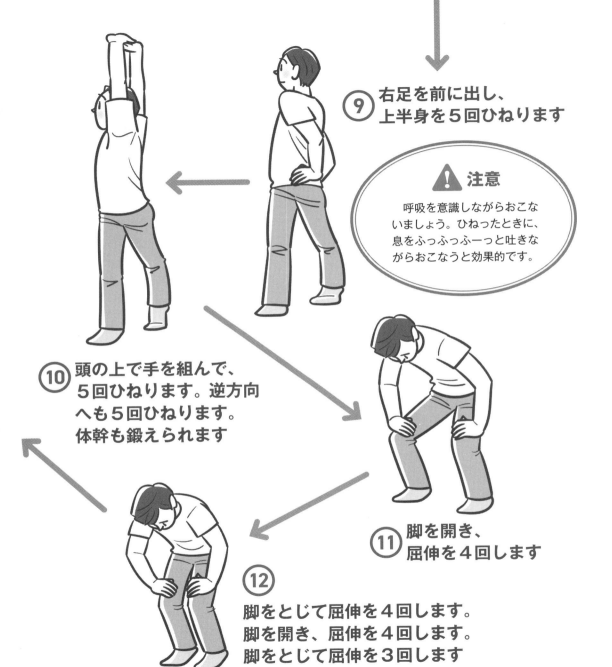

⑨ 右足を前に出し、上半身を５回ひねります

注意

呼吸を意識しながらおこないましょう。ひねったときに、息をふっふっふーっと吐きながらおこなうと効果的です。

⑩ 頭の上で手を組んで、５回ひねります。逆方向へも５回ひねります。体幹も鍛えられます

⑪ 脚を開き、屈伸を４回します

⑫

脚をとじて屈伸を４回します。
脚を開き、屈伸を４回します。
脚をとじて屈伸を３回します

「おなかにいいリズム体操」立位編、
座位編は、下記から閲覧できます。

● **立位編**

https://www.youtube.com/watch?v=MhI2TSyFXbM

● **座位編**

https://www.youtube.com/watch?v=9kt_TfpH7UE

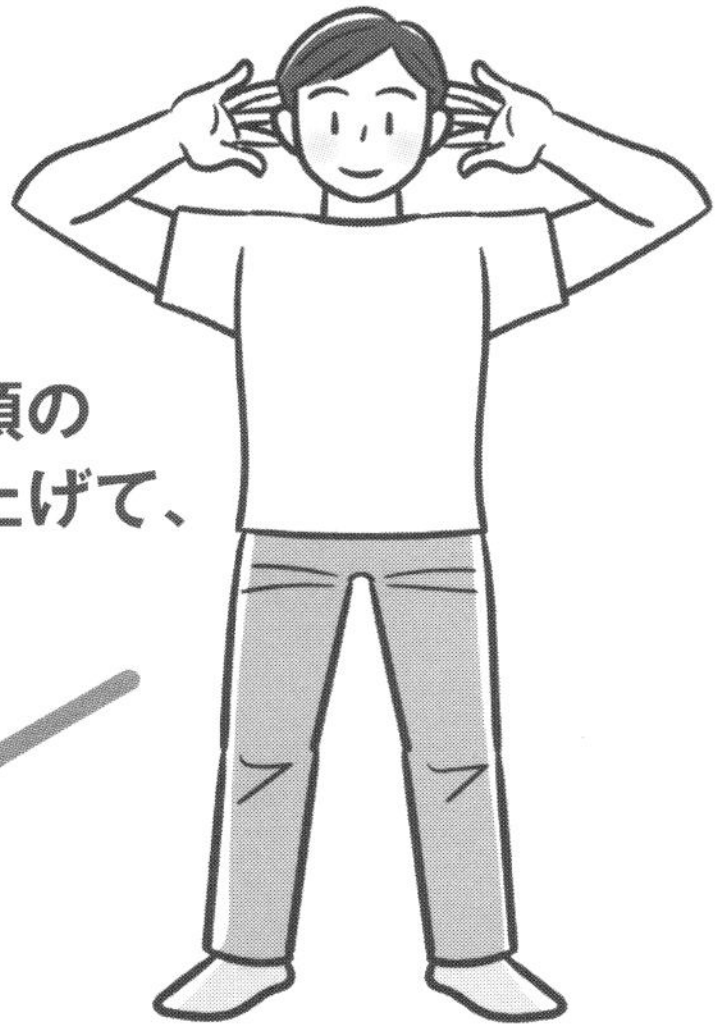

⑬ ひじを顔の高さに上げて、

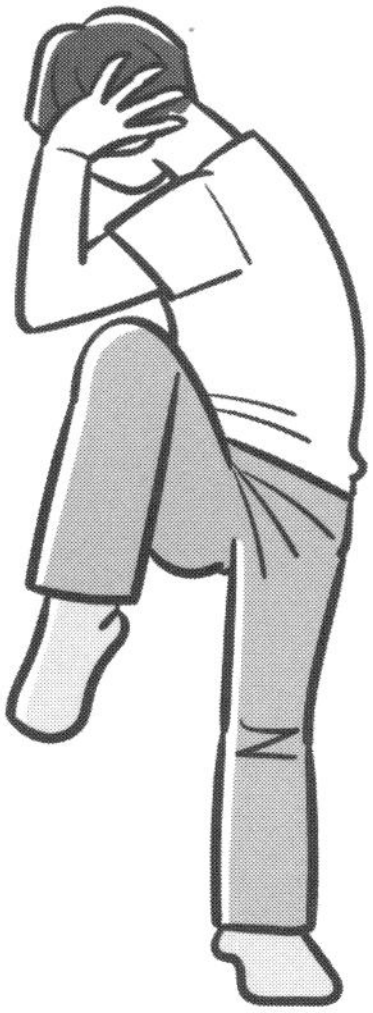

⑭ ひじをひざに近づけます。左右交互に４回くり返します

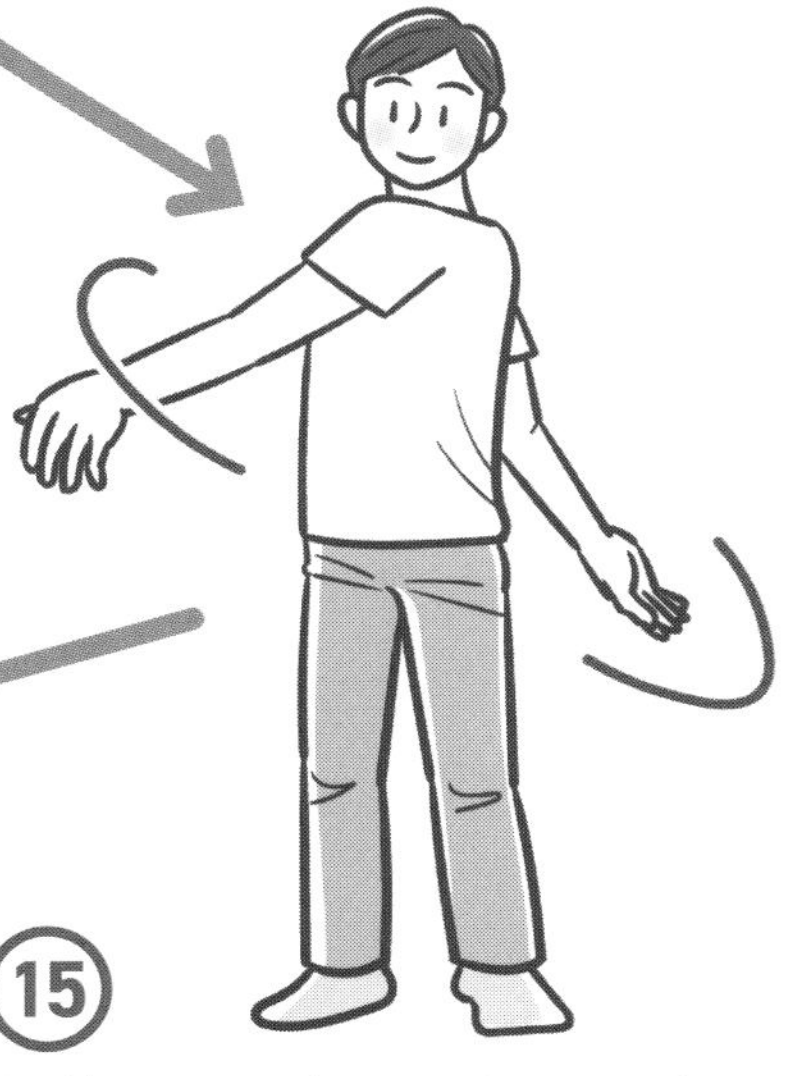

⑮ 最後に深呼吸しましょう。しなやかな動きとともに呼吸を整えます

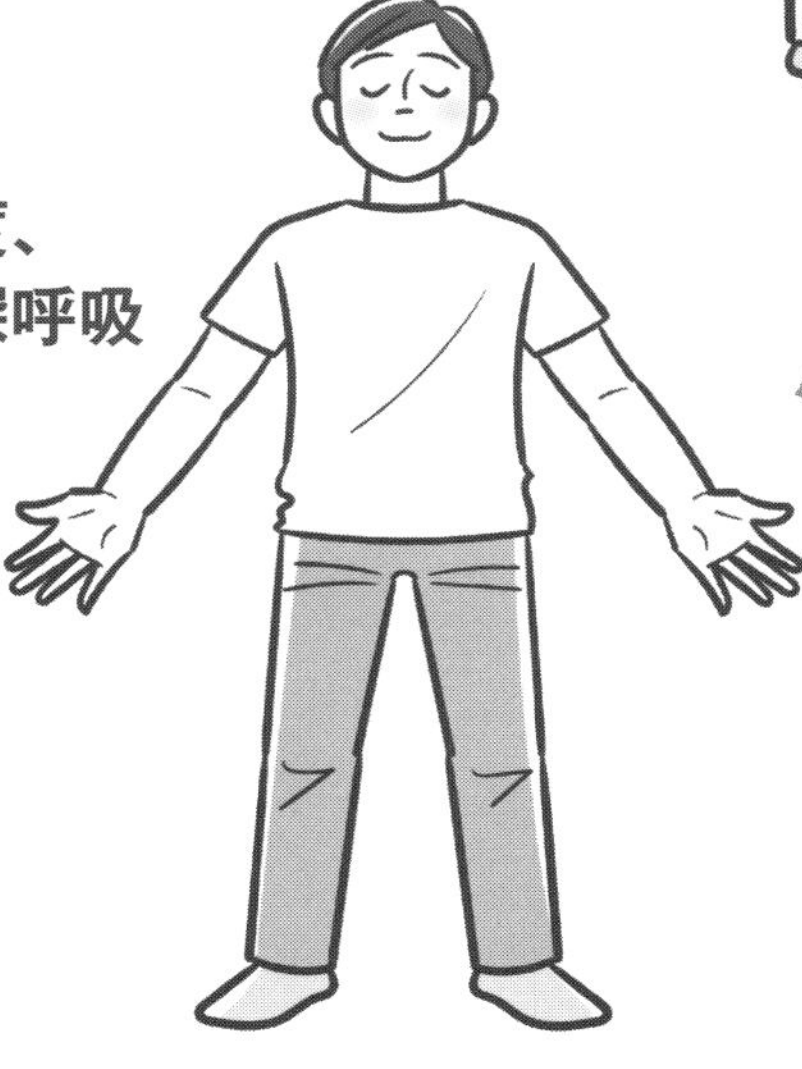

⑯ もう１度、大きく深呼吸します

COLUMN

運動は百薬の長。すべてのタイプにおすすめ

運動を楽しみ、習慣づけよう

体操もよいですが、継続できる楽しい運動をみつけるのは、よりすばらしいことです。

腸管形態型では運動が特効薬ですが、ストレス型など、ほかのタイプのＩＢＳでも有効です。

適度な運動はストレスや不安を軽減します。運動を集中しておこなうと、そのときはマインドフルな状態になります。とくにストレス型で不安と症状の悪循環に陥っている患者さんには、非常によい効果をもたらします。

子どもの患者さんも同様です。さまざまな学校の保健室の調査に行くと、運動を奨励している学校や体育学部などでは、ＩＢＳや便秘がほとんど問題になっていないことには本当に驚きます。個人個人をみると、おなかのトラブルがまったくないわけではないのですが、運動の効用で、症状が起きにくくなる、あまり気にしすぎなくなるという現象があるようです。

ＩＢＳは体質です。体質とつきあうため、そして健康な心身を保つためにも運動をしましょう。ただ、いままで運動していなかったのに、いきなりはりきってやってしまうと、疲れがたまってストレスになることもあります。無理なく続けられることが肝心です。

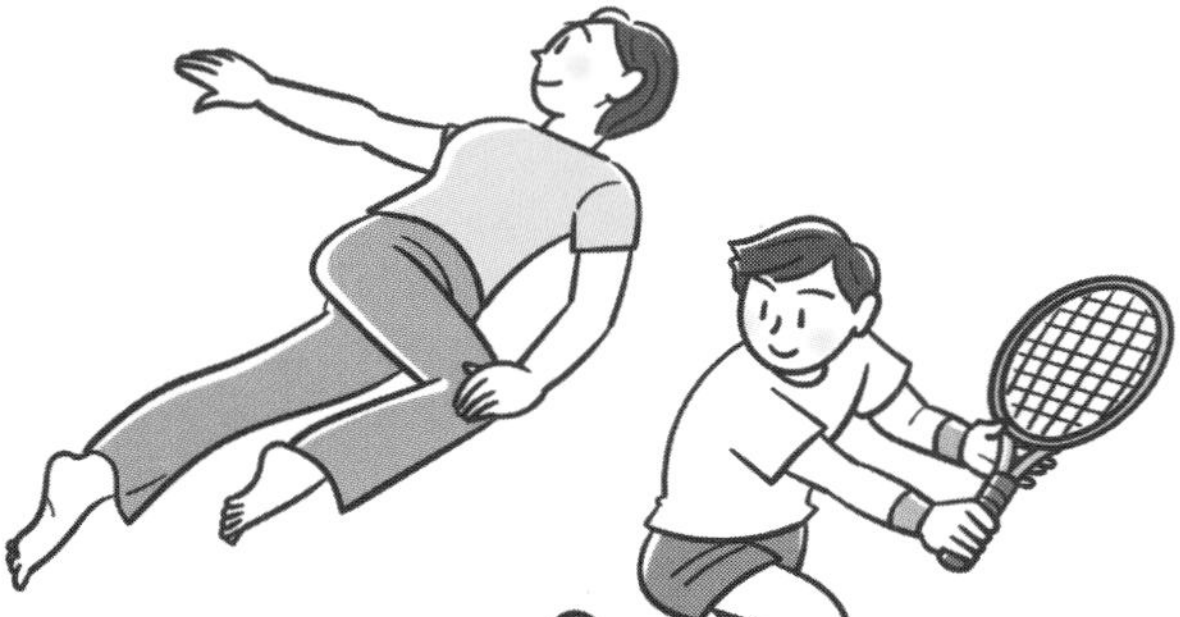

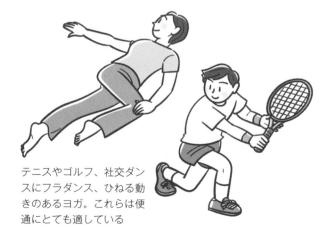

テニスやゴルフ、社交ダンスにフラダンス、ひねる動きのあるヨガ。これらは便通にとても適している

健康ライブラリー　イラスト版

過敏性腸症候群《かびんせいちょうしょうこうぐん》(IBS《アイビーエス》) くり返《かえ》す腹痛《ふくつう》・下痢《げり》・便秘《べんぴ》から脱出《だっしゅつ》するには

2024年7月30日　第1刷発行

著　者　水上 健（みずかみ・たけし）
発行者　森田浩章
発行所　株式会社講談社
東京都文京区音羽二丁目12-21
郵便番号　112-8001
電話番号　編集　03-5395-3560
販売　03-5395-4415
業務　03-5395-3615
印刷所　TOPPAN株式会社
製本所　株式会社若林製本工場
N.D.C. 493　98p　21cm

KODANSHA

ISBN978-4-06-536361-4

■著者プロフィール
水上 健（みずかみ・たけし）
国立病院機構久里浜医療センター内視鏡部長。慶應義塾大学客員講師（ＩＢＳ便秘外来）。医学博士。1965年北九州市生まれ。筑波大学附属駒場高等学校、慶應義塾大学医学部卒。横浜市立市民病院内視鏡センター長、ハイデルベルク大学Salem Medical Center客員教授を経て現職。『慢性便秘症診療ガイドライン2017』作成委員。日本消化器内視鏡学会評議員。大腸検査学会評議員。専門は大腸内視鏡検査、ＩＢＳ・便秘の診断と治療。自身が開発した大腸内視鏡検査法「浸水法」はＵＣＬＡはじめ国内外で広く導入されている。葉山在住。「名医とつながる！ たけしの家庭の医学」（テレビ朝日系）、「ガッテン！」（NHK総合テレビ）などに出演。

「おなかにいいリズム体操」掲載協力
秋山エリカ（東京女子体育大学新体操競技部）、日本トイレ研究所

■参考文献
水上 健著『ＩＢＳ（過敏性腸症候群）を治す本』（法研）
水上 健著『女はつまる 男はくだる』（あさ出版）
日本消化器病学会編『機能性消化管疾患診療ガイドライン2020 過敏性腸症候群（ＩＢＳ）』改訂第２版（南江堂）
D. A. Drossman, et al.(eds.)『Rome IV Functional Gastrointestinal Disorders: Disorders of Gut-Brain Interaction』ROME FOUNDATION, INC.

●編集協力　オフィス201（新保寛子）
●カバーデザイン　東海林かつこ（next door design）
●カバーイラスト　長谷川貴子
●本文デザイン　小山良之
●本文イラスト　さとうみなこ　千田和幸

新版　潰瘍性大腸炎・クローン病がよくわかる本

東京医科歯科大学 学術顧問・副学長
渡辺　守　監修

薬物療法が大きく進化。症状のくり返しを止める、最新の治療法と腸を守る生活術がわかる決定版。

ISBN978-4-06-515096-2

膵臓の病気がわかる本
急性膵炎・慢性膵炎・膵のう胞・膵臓がん

東京医科大学消化器内科学分野主任教授
膵臓・胆道疾患センター長
糸井隆夫　監修

良性か、悪性か。進行するとどうなる？
最新治療から病後の注意点までを徹底解説！

ISBN978-4-06-526022-7

脂質異常症がよくわかる本
コレステロール値・中性脂肪値を改善させる！

帝京大学臨床研究センター　センター長
寺本内科・歯科クリニック内科院長
寺本民生　監修

「薬なし」で数値を改善する食事療法・運動療法のコツを図解！
薬の始めどき・やめどき、動脈硬化が進んだときの対策まで。

ISBN978-4-06-259823-1

登校しぶり・不登校の子に親ができること

中学校教諭・特別支援教育士　上級教育カウンセラー
下島かほる　監修

「休みたい」が増え始めた。原因は？　いつまで続く？
不登校の始まりから再登校までの対応策を徹底解説！

ISBN978-4-06-517116-5

ネット依存・ゲーム依存がよくわかる本

独立行政法人国立病院機構久里浜医療センター院長
樋口　進　監修

スマホの普及でネット・ゲームへの依存が深刻に。
生活が破綻する前に本人・家族ができることとは。

ISBN978-4-06-511802-3

パニック症と過呼吸
発作の恐怖・不安への対処法

医療法人悠仁会稲田クリニック／北浜クリニック理事長
稲田泰之　監修

検査では異常がないのに息苦しさに襲われる。
パニック発作の原因から対処法まで徹底解説！

ISBN978-4-06-521474-9

認知行動療法のすべてがわかる本

千葉大学大学院　医学研究院教授
清水栄司　監修

治療の流れを、医師のセリフ入りで解説。考え方の悪循環はどうすれば治るのか。この一冊でわかる。

ISBN978-4-06-259444-8

摂食障害がわかる本
思春期の拒食症、過食症に向き合う

跡見学園女子大学心理学部臨床心理学科特任教授
鈴木眞理　監修

太る恐怖、飢餓がまねく食への執着、過食の衝動……。摂食障害の原因、経過から治療法、接し方まで解説。保護者、先生の必読書！

ISBN978-4-06-531395-4